Hippocrates Oath

At the time of being admitted as a member of the medical professions:

I solemnly pledge myself to consecrate my life to the service of humanity.

I will practise my profession with conscience and dignity;

I will give to my teachers the respect and gratitude which is their due;

The health and life of my patient will be my first consideration;

I will respect the secrets which are confided in me;

I will maintain, by all means in my power, the honour and the noble traditions of the medical profession;

My colleagues will be my brothers;

I will not permit considerations of religion, nationality, race, party politics, or social standing to intervene between my duty and my patient;

I will maintain the utmost respect for human life from the time of its conception; even under threat, I will not use my medical knowledge contrary to the laws of humanity.

I make these promises solemnly, freely and upon my honour.

——日內瓦宣言

世界醫學學會一九四八年日內瓦大會採用

希波克拉底（醫師）誓詞

當我進入醫業時：

我鄭重地保證自己要奉獻一切為人類服務。

我將要給我的師長應有的崇敬及感戴；

我將要憑我的良心和尊嚴從事醫業；

病人的健康應為我的首要的顧念；

我將要尊重所託予我的祕密；

我將要盡我的力量維護醫業的榮譽和高尚的傳統；

我的同業應視為我的同胞；

我將不容許有任何宗教、國籍、種族、政見或地位的考慮介乎我的職責和病人之間；

我將要盡可能地維護人的生命，自從受胎時起；即使在威脅之下，我將不運用我的醫業知識去違反人道。

我鄭重地、自主地並且以我的人格宣誓以上的約定。

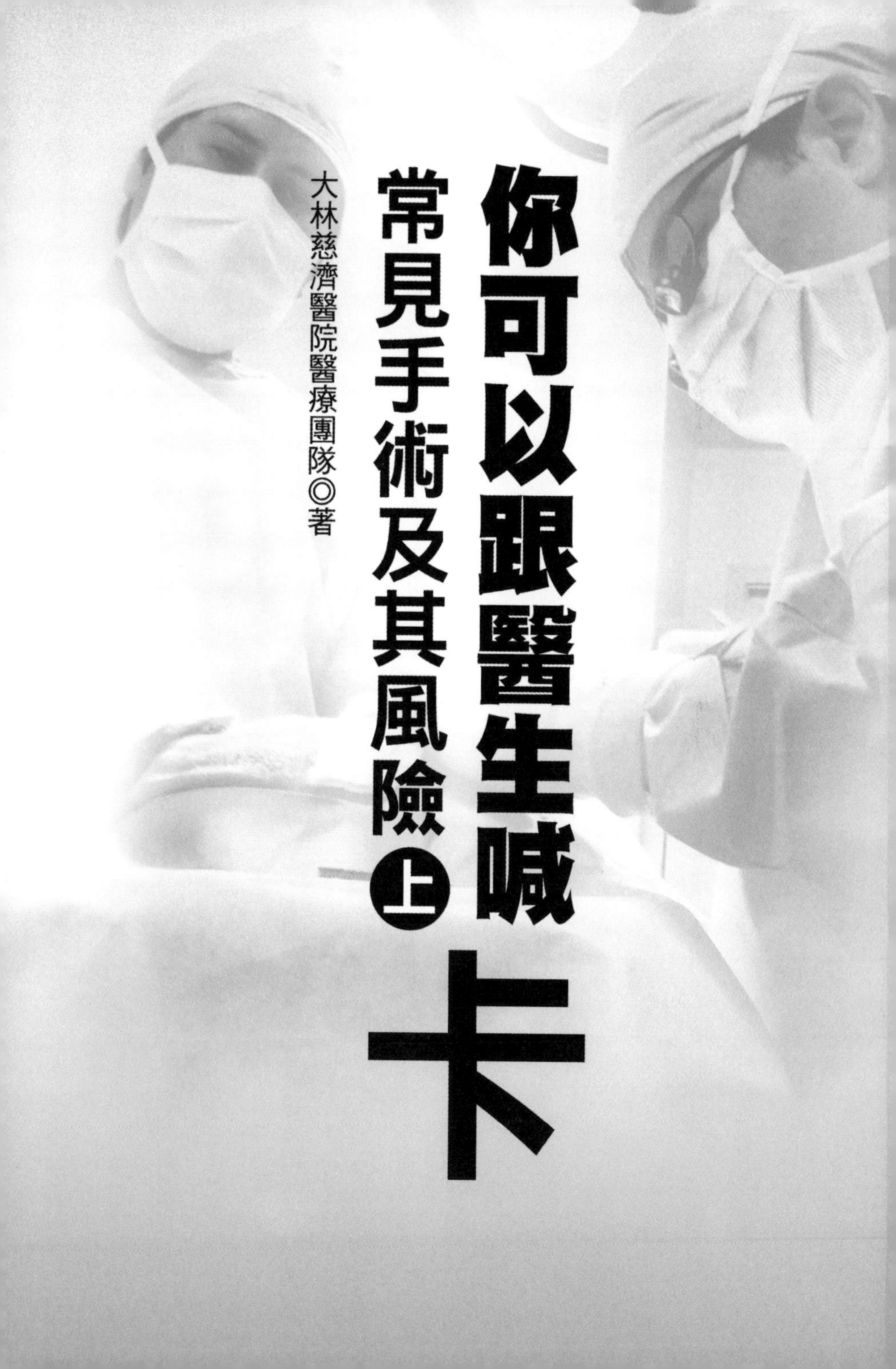

你可以跟醫生喊卡

常見手術及其風險（上）

大林慈濟醫院醫療團隊◎著

序一

讓病人自己作主

林俊龍
慈濟醫療志業執行長

希波克拉底（醫師）誓詞裡有這麼一句：「當我進入醫業時……病人的健康應為我的首要的顧念」；醫學倫理的五大原則ABCDE——Autonomy（自主原則）、Beneficience（行善原則）、Confidentiality（隱私原則）、Do No Harm（無害原則）、Equality／Justice（平等正義原則）就是為了要達到這個目標所延伸出來的。而其中排第一的就是自主原則。

整個醫療過程，病人是主角，關係到的是病人的身體、健康及生命，病人有了解自己的病情、選擇哪種治療、決定自己命運的絕對權力，別人無法替代。醫療人員扮演的角色，就是把實在的病情，一切客觀的資訊如驗血、影像、病理報告等等，加上主觀的判斷如預後及可能發生的結果，詳實的告知病人及家屬，並協助病人做最好的選擇。

知情同意可以分成兩個部分，一個是知情，一個是同意。後者是病人的基本權利，只要神智清楚就可以行使他自己作主的權利。可是近代疾病越來越多元、常常有多重器官疾病交加、治療方式也越來越複雜，不容易用言語解釋清楚，再加上醫療過程的不確定性，要讓病人知情、讓病人及家屬完全了解疾病的種種情況以及治療方式可能引起的後果，是一件非常困難的事。臨床上，知情同意的獲得，因為知識的不平等以及時間的限制，難免有雞同鴨講的情況，這常是引起許多醫療糾紛的根本原因。

近年來，為了促進醫病溝通，達到病人能夠「知情」而後「同意」，一直在思考如何利用現代科技來改善這個一直存在的問題。經過一段時間的摸索及許多同仁的幫忙，終於決定用心導管這個術式來試行。於是請教學部及大愛台同仁幫忙，先寫好劇本，然後動員心臟科的每一位主治醫師分段錄影，包括心導管室、加護病房，以及術後衛教等等，且把所有可能的併發症，包括中風、出血、心肌梗塞甚至死亡都說明清楚，還分成國、台語兩個版本。經過剪接、配音，並利用動畫來闡述不容易說清楚的地方，一部知情同意的短片於焉告成。

短片經過幾個月的試用，家屬、病人以及醫護同仁的反應都很不錯，滿意度極高，於是推廣到其他術式，現在增加到五十幾個。我們的經驗顯示，這種以短片來從事知情同意的獲得，不僅可以節省時間、促進醫病之間的溝通，增加病人對於病況的了解，更能提升醫療服務的品質、減少醫療糾紛，實在是一舉數得。

今大林慈濟醫院把數年來做知情同意的經驗及實例，結集成冊，提供給海內外醫療先進及同儕參考，也算是拋磚引玉，希望大家不吝指教，提供更好的建議，一起為促進醫病溝通、提升醫療服務品質努力。

序二

醫病解嚴：知情同意

簡守信
大林慈濟醫院院長

也許有人認為醫病關係緊張、健保給付緊縮和如影隨形的各種評鑑是臺灣醫院面臨的最大困境。其實比這些更嚴重的是醫療複雜度的與日俱增。那種「一招半式即可闖遍江湖」、「一夫當關、萬病莫敵」的時代早已隨風而逝。二〇〇〇年以色列科學家觀察加護病房，發現一天二十四小時病人所接受的處置（從餵食、點滴到急救等等）竟然高達一百七十八種。這麼多處置中很少是絕無風險的。所以如何在系統上營造一個安全的就醫環境是現代醫院無可避免的責任。

醫師開的藥物如果病人之前對這種藥品會過敏的話，電腦會拒絕；開的劑量如果過量，電腦會討價還價；處方中如果有些藥物會起交互反應，電腦會跳出警示，如果這種交互反應不是太強，醫師仍執意要開，過沒多久藥師在調劑藥物時又會打電話來關切一番；病房迴診，醫師如果沒有洗手，護理人員會拿著消毒藥水，請醫師當場乾式消毒一番。凡此種種都是透過系統、透過醫療團隊的彼此提醒讓疏失不至於發生。

可是您有沒有覺得怪怪的？這個團隊好像少了一個主角——病人！

這讓我想起多年前由羅賓威廉斯主演的一部電影《心靈點滴》。劇中人派區克亞當斯醫師還是醫學生時，最期待的臨床工作就是跟著大教授巡房。有一次，他們到一位罹患糖尿病多年，已經產生出多種併發症的女性病患的病床邊。他看到大教授沒打聲招呼就掀開床單，頭頭是道的分析起這位病人糖尿病足的發病機轉，順便也「電」得所有的住院醫師和實習醫師啞口無言，真是好不威風。在結束迴診前，大教授意氣風發的問大家還有沒有什麼問題？這時只見年輕的亞當斯舉手怯生生地問：「請問教授，病人叫什麼名字？」結局如何？相信您也可以猜得到，就是亞當斯得到系主任那裡去報到、去悔過。

這種醫療父權沿襲著數千年來的社會制約現象，那就是所有的決定權都掌握在父親手上。作子女的當然只能聽命於偉大得像一座山的父親。醫師與病人之間也有這種威權關係。有關於醫療的決定與執行完全由醫師主導。大家普遍認為，只要動機純正、對病人有利就可以去做，不必考慮病人是否同意。

這種威權式的作風，隨著近年來民主社會的發展和公民意識的抬高，自然會受到嚴厲的挑戰。醫界在面臨醫病關係緊張、醫療訴訟此起彼落的衝擊下，也越來越重視醫療人權這個新興議題。「知情同意」也自然應運而生。在重大的醫療決策上，病人被告知、完全了解後的自願遵從及應允，一方面保障了病人「知」與「決定」的權利，一方面似乎病人也共同分擔了醫療決策的責任與風險。

知情同意既然有這麼大的功效，又有法律文件的規格，自然得留下所有的證據，證明這是經過充分溝通說明之後所締造的「醫病共識」。隨之而來的當然就是病人得在做檢查和手術前簽署一份又一份的文件。這些文件的共同點是文字密密麻麻又不怎麼好懂，除了這些惱人的文字外也會不時出現一些帶著小數點的數字。病人在看得「霧煞煞」又有時間壓力之下，多會選擇略過仔細閱讀、趕緊簽名一途。只是這種徒具形式不見初衷的「同意」又怎麼能說是病人真已「知情」。

這些一般人看來已不太友善的文件，對大林慈濟醫院裡多數的阿公阿嬤而言更是天書一本。如何真正能讓病患了解為什麼要做這個檢查或手術、過程如何、有沒有其他選項、可能的風險以及要怎麼自我照顧，顯然光靠文字是不夠的。多媒體、動畫和影片再加上醫師親切的說明，讓冰冷的「知情同意」變成病人實際可以讀得懂的叮嚀。我們已經完成了五十多種多媒體版本的知情同意。病患及家屬的反應也相當正向。

時報文化希望這份心意能傳播更遠，於是有了這本書的誕生。在淺顯易懂、圖文並茂的說明下，讓我們釐清「為誰而戰」、「為何而戰」，進而將醫療的「真情實境」轉成串起醫病之間的「針線情」。

大林慈濟醫院《你可以跟醫生喊卡》套書召集人

總召集人

呂紹睿　關節中心／教學部主任

聯合召集人

陳金城　外科部主任兼神經外科主任　何旭爵　耳鼻喉科主任
尹文耀　移植外科主任　黃則達　口腔外科主任
賴裕永　麻醉科主任　林庭光　心臟內科主任
黃介琦　整型外科主任　賴俊良　胸腔內科主任
簡迺娟　胸腔外科主任　蘇裕傑　血液腫瘤科主任
魏昌國　一般外科主任　謝毓錫　肝膽腸胃內科主任
劉耿彰　骨科主任　李彥憲　內科加護病房主任
簡瑞騰　開刀房主任　許明欽　神經內科主任
范文林　外科加護病房主任　李文星　放射腫瘤科主任
洪英俊　婦產科主任　林志文　影像醫學科主任
樊文雄　眼科主任　王昱豐　核子醫學科主任
張兼華　血管外科主任　林名男　家庭醫學科主任
陳嘉鴻　泌尿科主任　李宜恭　急診醫學科主任

目錄

總論

整型外科

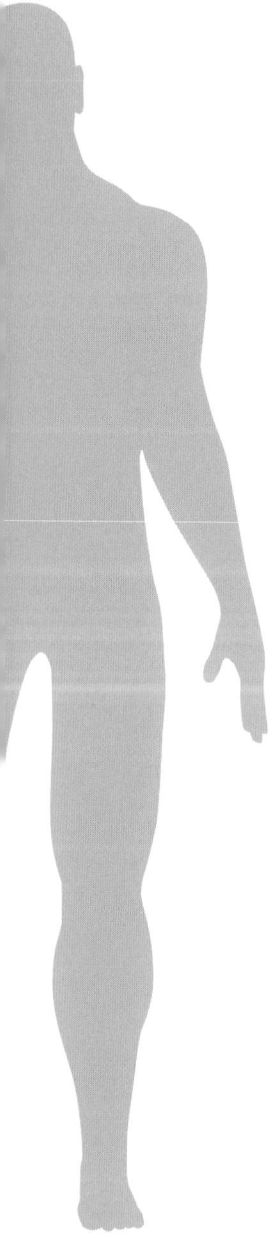

胸腔外科

一般外科

泌尿科

總論

認識手術

● 手術同意書

認識安全的麻醉

● 麻醉同意書

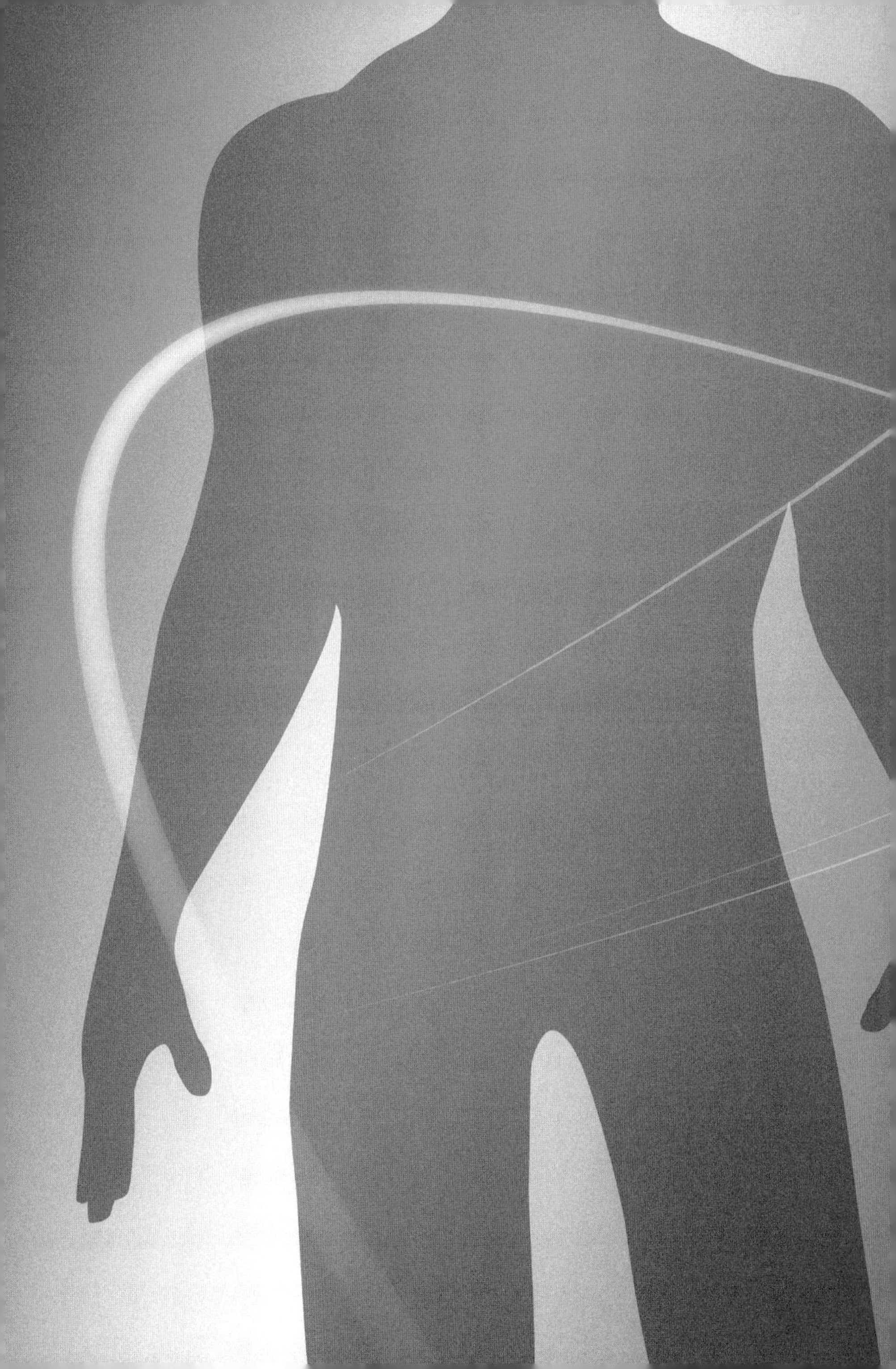

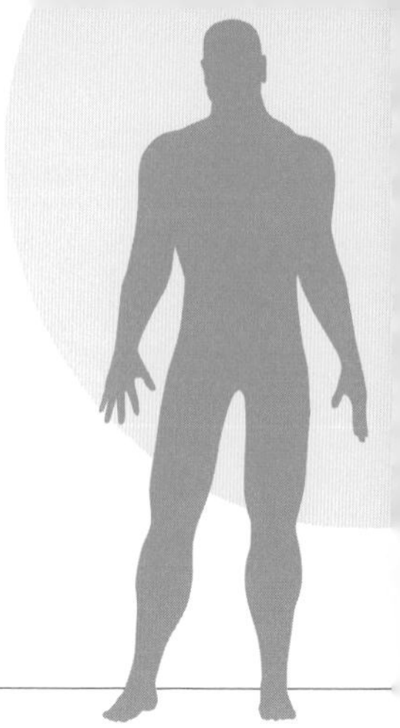

認識手術

尹文耀 醫師

案例

患者被推進手術室時，總是一副「無能為力」、「任人處置」的表情。問他是否已簽了「手術同意書」？他點頭說簽了；再問是否知道手術可能造成的風險和併發症？他也點頭說知道。

根據經驗，多半的病人對自己的病情、手術的進行方式、手術的風險都「有聽沒有懂」。一方面是被自己的病情嚇到、對莫測高深的醫學領域不知所云，但大多數是真的聽不懂醫師的專業術語；手術同意書「簡單扼要」的讓醫師宣讀、患者簽署都成了形式上的動作。

當我看到已經被麻醉、來不及後悔的患者時，不論他是昏迷，還是睜著一雙「聽天由命」的眼睛，我都試著回憶當他和家人簽署手術同意書時的情況——他是否了解我的說明？他是否了解手術有風險和併發症？他是否告訴了我他的疾病史、目前用藥？我是否站在他的角度、他的家人的角度做最好的建議？是否手術真的是他最好的選擇？

什麼是手術？

手術是一門手工操作的藝術，是醫藥科學中治療疾病或傷殘重要的一環，配合日新月異的工具、技術，以去除、減弱或矯正患者的病灶為目標，以改善患者的健康為目的。

手術的風險和併發症

任何手術都有風險和併發症，如果將手術前的評估和手術後的復健計畫做好，應該可以將風險或併發症的機率降到最低。其中可能引起或造成的風險和併發症有：

1. 因麻醉引起的併發症（請參考〈認識安全的麻醉〉）。
2. 手術中大量出血。如果出血已經嚴重到有生命危險，或嚴重出血需大量輸血時，手術有可能暫停，先做適當的急救，或使用體外循環機維持生命徵象，並繼續手術或做適當的急救來解決即刻的危機。
3. 先前的手術部位發生嚴重粘連，導致相關部位不清，影響這一次的手術。
4. 手術視野不清、手術部位操作困難，因而難以避免傷及鄰近的器官或組織。如果造成嚴重的傷害，另一個手術將同時進行，修補受到傷害的組織或器官。
5. 若手術的部位是腦部或脊柱，有可能傷到神經系統而造成癱瘓。
6. 傷口感染。即使極度謹慎小心，住院患者還是可能遭到感染，尤其是傷口的部位；住院患者也可能感染到非手術的併發症，如肺炎等。

7. 傷口癒合緩慢。尤其是糖尿病患者有傷口癒合緩慢的特徵。

8. 手術過程不如預期。手術時發現實際情況比預期的更糟，或發現了另一個疾病，或患者的病情在手術時惡化，或病人的情況無法承受手術的進行，使得手術必須縮短，或甚至停止。

9. 手術引起的死亡。所有的手術都有死亡的風險。當然，一個需要暫停心臟的手術比闌尾切除手術的死亡機率高出許多倍，但兩者都有死亡的可能。對於一位車禍瀕死的患者，施行手術的可能死亡率相較於不進行手術的必然死亡率，手術還是患者的機會。

10. 手術後一定有手術部位疼痛。

11. 手術後一定會留下疤痕。

12. 手術後一定有暫時的腫脹和瘀傷。

13. 因導尿管的裝置，或半身麻醉的風險，可能引起手術後的尿液滯留與尿路感染。

14. 血管栓塞，又稱為靜脈栓塞，是醫病雙方的惡夢。血栓可能是傷口裡的血塊，也可能是患者長時間沒活動而形成的。當血栓開始在血管中移動時，可能造成有生命危險的併發症，如血栓移動到肺部，引起肺栓塞；移動到腦部，造成中風等。

15. 手術後呼吸困難。對於手術時間長，或臥床時間長的患者可能有肺擴張不全的併發症；因此深呼吸練習和有效的咳嗽可防止肺炎的發生。有些患者還需要使用呼吸器來加強肺部的功能。

16. 有時由於病患本身體質異常，或有潛在的慢性疾病，手術後較易發生併發症，如吻合處瘻管、手術傷口裂開或滲血、出血等。

17. 手術後發生鄰近周邊器官組織的粘連，甚至併發「腸阻塞」。

18. 其他與手術、藥物、所使用的人工植入物（如心臟瓣膜、人工血管等）、血液、麻醉藥物等相關的過敏症或併發症。

需要告知醫師的事

1. 慢性疾病：有慢性疾病的患者要告知醫師，可能有手術前或手術後需要特別處理的狀況，例如有心血管疾病的患者，手術時需要特別注意心血管的狀況；糖尿病的患者的傷口不易癒合，手術後需要特別照料等。

2. 目前的身體狀況：除了已知的疾病，此刻還感覺不舒服，例如感冒、發燒等。如果有發燒的情況，表示體內正有感染，醫師得評估馬上進行手術的危險性。

3. 目前的用藥：有些藥物對手術的進行有危險性。例如，高血壓患者所服用的抗凝血劑會造成手術中不易止血的危險性。

4. 過敏：是否對某些食物、藥物、金屬器械、酒精、乳膠……等過敏。例如含蛋原素的藥物、醫護人員的乳膠手套等。

5. 過去曾有的手術和經驗：先前手術可能影響目前手術的方式或位置。例如手術中甦醒、術後大量出血、傷口不易癒合等手術異常經驗。

6. 抽菸、酗酒、使用毒品：抽菸的患者需要特別注意呼吸系統的照護；酗酒和使用毒品的患者都有手術後疼痛控制上的問題需要注意；習慣飲酒的患者也有手術中甦醒的可能。

不適合進行手術的患者

一般來說，如果一定需要手術治療，沒有不適合的患者；只有需要特別處理，或決定適當的、更安全的時機的患者，例如：

對麻醉藥物過敏而危及生命的患者。

心肺功能有嚴重疾病、糖尿病的患者。

病人的情況危急，手術相關的治療反而增加其死亡機率的患者。

確認手術名稱、手術部位和病患身分的重要性

為避免開錯刀，延誤治療時機，或引起醫療糾紛，醫院裡的醫護人員都需要不斷的確認手術名稱、手術部位和患者的身分。即使已設有多重的確認關卡，仍有百密一疏的可能，患者也要特別警覺，協助確認的工作。

手術名稱的告知：

醫師會告訴患者和家屬手術的名稱，解釋手術的內容、手術的優缺點、可能發生的風險和併發

症、有無可替代的方案等；並給予病患和家屬詢問問題的時間。

手術部位的確認：

在開刀的前一日，醫師會在患者的皮膚表面用不褪色筆畫出病灶的部位，不能畫的部位（如口腔、尿道、陰道、肛門等），將會在X光片上或在手術用查驗表（Check List）上標示清楚。

確定患者身分：

從病患離開病房前往手術室，到手術醫師劃刀之前，都需要反覆的確認患者的身分，或請患者說出自己的姓名、出生年月日等資料，或查驗病患手環或腳環上的病例號碼；至少其中的兩項應該被確定。

手術的進行方式

手術前

入院前

1. 醫師和病人之間要有良好的溝通，為手術建立互信的基礎。
2. 做好手術前的生理及心理準備，要有堅強、樂觀、積極的態度。
3. 菸、酒及毒品應於決定手術時即停止使用。
4. 手術前應有充分的休息與睡眠。
5. 有慢性病症或服用藥物中，務必告知醫師。

入院後

根據手術類型而有不同的檢查項目，基本的有：

胸部X光：確定已排除明顯的心、肺疾病。

心電圖：確認心臟的健康狀態。

驗血：包括檢驗腫瘤指標、血糖、肝功能、腎功能、電解質、血球、血小板數目及凝血功能等。

其他因應各疾病的需要而有不同的檢查，如斷層掃描、核磁共振等，主要是要確定病灶的位置、大小，和患者目前的身體狀況。

手術前還要簽署手術同意書、麻醉同意書，有需要時也要簽署「輸血同意書」。有些宗教規定不可輸血，應在手術前告知醫師。

手術中

1. 患者需要先脫去身上金屬物品（手鐲、手錶、戒指、眼鏡、假牙等），並且更換手術衣，等待醫護人員來送入開刀房。
2. 進了開刀房後，麻醉科醫師、主治醫師、手術助理和護士會再次確認患者的身分、開刀部位，並且對患者施行半身或全身麻醉。
3. 接著醫護人員會對患者手術部位及附近的皮膚進行刷洗、消毒。
4. TIME OUT時機：在劃刀前，所有參與手術的醫護人員都應有一個短時間的「作業靜止期」，共同完成最後確認作業。

5.手術的類型：

a.傳統的手術多是將患部附近的身體完全打開，有較好的視野可以切除病灶，但也造成較大的疼痛，較高的感染機率，較長的恢復期。

b.微創手術，又稱內視鏡手術，傷口只有三～四個約〇．五公分的切口，通常對早期的病灶較有幫助，而醫師的經驗則很重要。

c.因為醫藥科學的進步，每隔一段時間就有新的器械、新的技術發明，各外科疾病都有幾項不同的新手術可應對更早期的病情。

手術後

1.大部分的手術在結束後，會將患者先移送至恢復室觀察大約一小時。恢復室內有專業的護理人員利用生命徵象監視器觀察患者手術後的情況，待患者的呼吸、心血管指數、身體狀況穩定後，再轉送至一般病房。有些經過重大手術的患者，如腦神經外科、器官移植等的患者，將移送至加護病房，接受更嚴密的生命觀測。

2.手術後因傷口疼痛，患者行動不便，可能裝置有導尿管，幫助患者排放尿液，幾天後當患者可以走動了，就可以取下導尿管。從傷口穿出的引流管可有效的避免患部血腫的產生，並防止血液滲漏至身體及衣物，待血水流出量減少到一定程度，經醫師許可，即可移除。

3.手術後傷口疼痛是預期中的，有幾種方式可以控制疼痛的程度，但不能完全解除。疼痛感可以是手術部位復原狀況的指標，如果疼痛加劇，醫師就可以依狀況判斷是否發生併發症，再對症處理，解除危機。

4. 手術時間長和臥床較久的患者在手術後要做深呼吸和有效的咳嗽練習，可避免肺塌陷、肺炎的發生。還要做轉動腳掌的運動，幫助血液循環，防範血栓形成。長時間臥床的患者還要每兩個小時翻身一次，以免造成褥瘡，增加感染的機會。

5. 住院的天數因患者的手術類型、復原狀況而異。

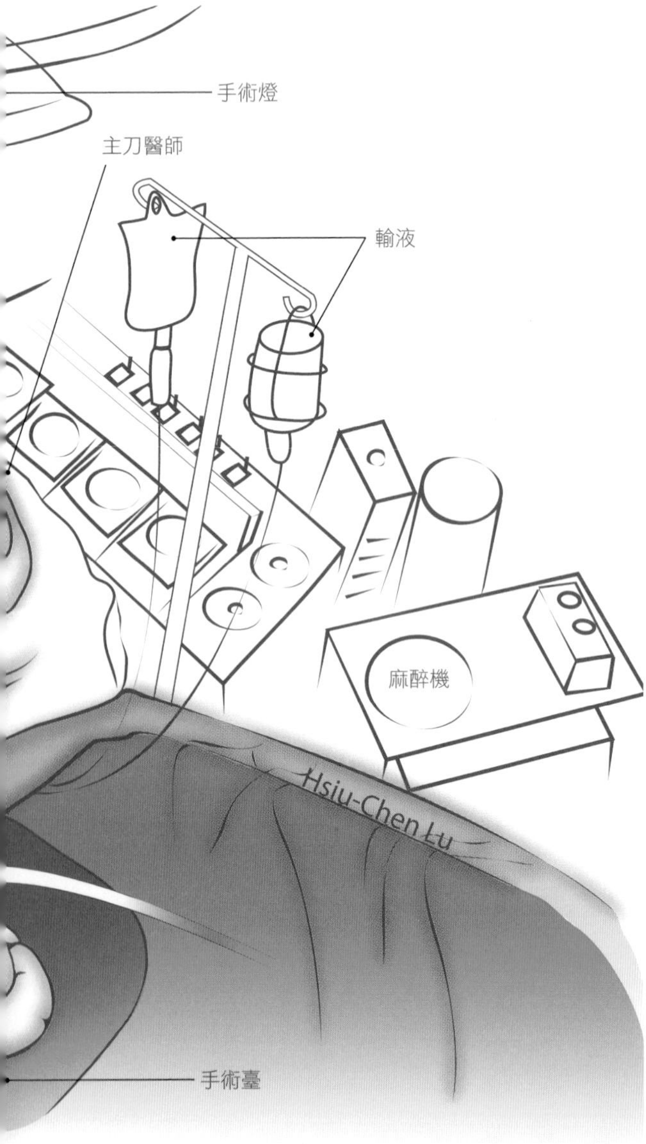

手術室示意圖

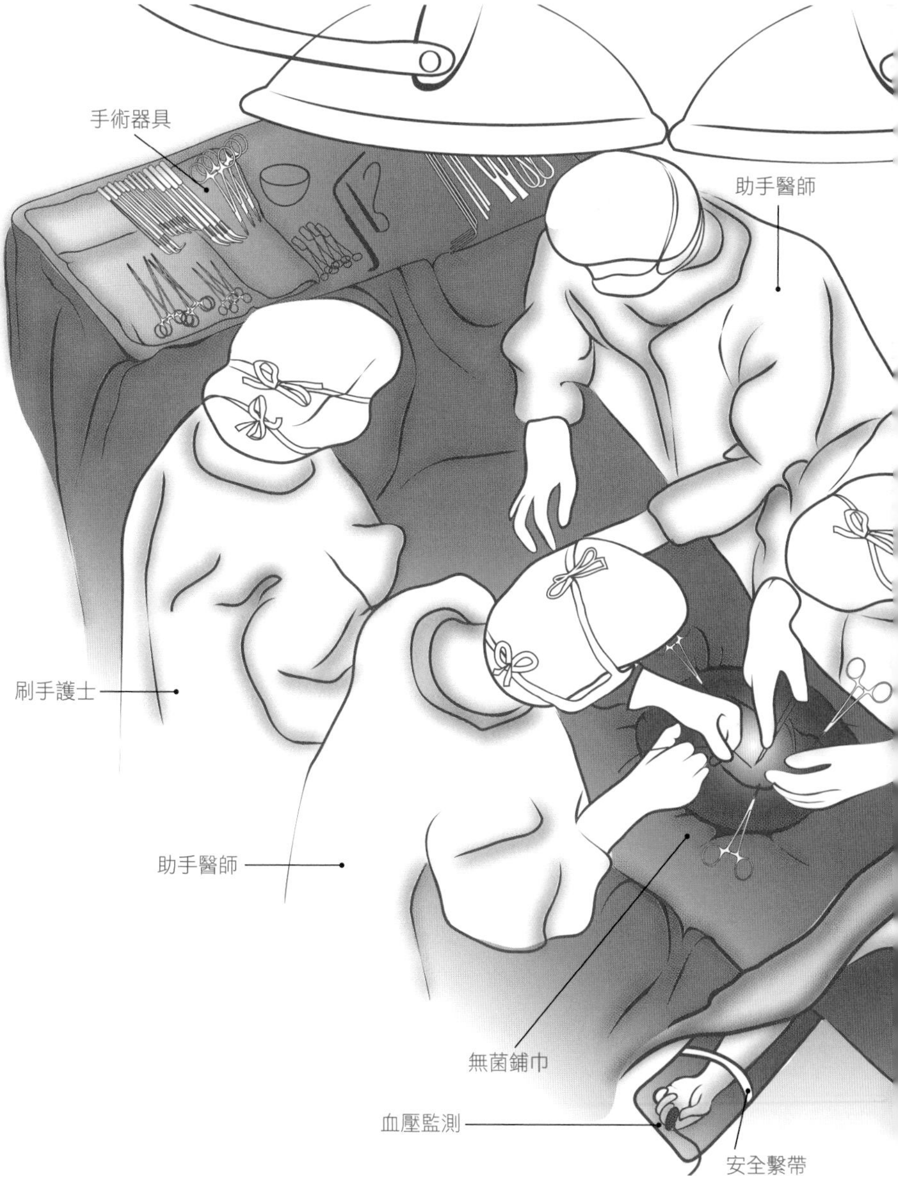
手術器具
助手醫師
刷手護士
助手醫師
無菌鋪巾
血壓監測
安全繫帶

出院後的注意事項

出院時，護理人員會交給患者和家屬一份「出院計畫書」，並口頭解說出院後的注意事項：

1. 服用藥物：
   a. 依疾病的類型，有一些必要的藥物應按時服用。
   b. 手術前慢性疾病的藥物也要恢復使用。
2. 傷口照顧：
   a. 出院後要注意保持傷口的清潔及乾燥。
   b. 若發現傷口有紅腫熱痛、發燒、發冷等，需馬上返院診治。
   c. 若在住院期間沒有拆線，務必回診檢視傷口，並拆除縫線。
3. 疼痛處理：
   可以局部熱敷疼痛部位，每次十五分鐘。
4. 誘導性呼吸運動和咳嗽動作：
   住院、臥床較久的患者需要練習橫膈膜和腹部的呼吸，及有效的咳嗽動作，以避免肺部感染。
5. 復健動作配合：
   有些手術後需要做復健練習，復健運動可促進全身循環、使肺擴張，並有助於手術後康復。
6. 定期回診追蹤：
   有些患者需定期回診追蹤，可防範復發，及早發現，及早治療。

7. 手術部位需要一段時間的癒合，患者才能回復正常生活，而後療養、復健到體能強健的階段才能回到職場。時間因手術類別、患者手術前的健康狀況、手術後的體能恢復情況而異。

手術成功或失敗的因素

手術失敗的因素很多，多是手術中或手術後的風險或併發症造成的。所以手術前的團隊評估和手術後的復原計畫非常重要，可以將失敗的可能性降到最低，增加成功率。另外，醫師的經驗和技術、患者的年紀和慢性疾病以及患者手術後的自我復健，都是手術成功或失敗的重要因素。

尹文耀醫師的貼心囑咐

1. 與手術醫師面談，了解手術的過程、風險、替代方案等；當然有些手術是無法替代的，例如骨折，只有手術才可以將骨頭接合。一個良好的面談，彷彿手術預演一般，可以讓患者和家屬安心，並且讓患者和家屬有心理準備。
2. 詢問另一位外科醫師，或專科內科醫師的意見，或許有比手術更好的替代方案。當然這不是到處比價，也不建議挑戰醫師；而是從不同的醫師處學習病理知識，作為決定治療的最好依據。

3.若手術不是絕對必須的，可以考慮：

a.改變生活、飲食的習慣，或許一段時候症狀改善了，就沒有手術的必要。

b.在手術前先接受物理、復健治療，可能因此症狀得以改善，甚至不需要手術。

c.保守的藥物治療，若可達到同樣的目的，就不需手術。

d.侵入性較低的治療方式，不必住院，也同樣可以解決病灶。

4.如果手術是結束病痛唯一的辦法，考慮一下手術的時機。一定要馬上動手術嗎？是否可以延遲一段時間？當然，年紀大的患者，如果健康狀況良好，就不要等到年紀更大、健康衰退才動手術；如果疾病已經很嚴重了，或不開刀就會加快惡化的速度，就不要等到更嚴重才手術。

5.手術會改善你的生活嗎？可能的風險或併發症會讓你得不償失嗎？充分了解手術可能有的風險和危機，可幫助你做更好的決定。

6.醫療團隊的意見是專業的建議，可提供給患者和家屬做決定的依據，但決定疾病的醫療方案仍是患者和家屬的權利和義務。

手術同意書

對於為何要接受這些手術、有沒有其他替代方案、優缺點比較、有哪些風險、併發症、發生率為何？在充分了解之後，同意接受手術並簽署。

1. 內容：

實施的手術方式。

醫師的聲明。

病人的聲明。

2. 簽署方式：一式兩份。

一份由醫療機構連同病歷保存。

一份交由病人收執。

3. 以行政院衛生署中華民國九十三年一月公告的手術同意書為例：

○○醫院（診所）手術同意書

基本資料

病人姓名＿＿＿＿＿＿＿＿＿＿ 病人出生日期　　年　　月　　日

病人病歷號碼＿＿＿＿＿＿＿＿ 手術主治醫師姓名＿＿＿＿＿＿＿＿

一、擬實施之手術（如醫學名詞不清楚，請加上簡要解釋）

1.疾病名稱：

2.建議手術名稱：

3.建議手術原因：

二、醫師之聲明

1.我已經盡量以病人所能了解之方式，解釋這項手術之相關資訊，特別是下列事項：

□需實施手術之原因、手術步驟與範圍、手術之風險及成功率、輸血之可能性。

□手術併發症及可能處理方式。

□不實施手術可能之後果及其他可替代之治療方式。

□預期手術後，可能出現之暫時或永久症狀。

□如另有手術相關說明資料，我並已交付病人。

2.我已經給予病人充足時間，詢問下列有關本次手術的問題，並給予答覆：

（1）--

（2）--

（3）--

手術主治醫師簽名：　　　　　　日期：　　年　　月　　日

時間：　　時　　分

三、病人之聲明

1.醫師已向我解釋，並且我已經了解施行這個手術的必要性、步驟、風險、成功率之相關資訊。

2.醫師已向我解釋，並且我已經了解選擇其他治療方式之風險。

3.醫師已向我解釋，並且我已經了解手術可能預後情況和不進行手術的風險。

4.我了解這個手術必要時可能會輸血；我□同意 □不同意 輸血。

5.針對我的情況、手術之進行、治療方式等，我能夠向醫師提出問題和疑慮，並已獲

-1-

得說明。

6.我了解在手術過程中，如果因治療之必要而切除器官或組織，醫院可能會將它們保留一段時間進行檢查報告，並且在之後會謹慎依法處理。

7.我了解這個手術可能是目前最適當的選擇，但是這個手術無法保證一定能改善病情。

8.基於上述聲明，我同意進行此手術。

立同意書人簽名：　　　　　　　　　　　　關係：病患之

住址：　　　　　　　　　　　　　　　　　電話：

日期：　　年　　月　　日　　　　　　　　時間：　　時　　分

見證人：　　　　　　　　　　　　　　　　簽名：

日期：　　年　　月　　日　　　　　　　　時間：　　時　　分

附註：

一、一般手術的風險

1.肺臟可能會有一小部分塌陷失去功能，以致增加胸腔感染的機率，此時可能需要抗生素和呼吸治療。

2.腿部可能產生血管栓塞，並伴隨疼痛和腫脹。凝結之血塊可能會分散並進入肺臟，造成致命的危險，惟此種情況並不常見。

3.因心臟承受壓力，可能造成心臟病發作，也可能造成中風。

4.醫療機構與醫事人員會盡力為病人進行治療和手術，但是手術並非必然成功，仍可能發生意外，甚至因而造成死亡。

二、立同意書人非病人本人者，「與病人之關係欄」應予填載與病人之關係。

三、見證人部分，如無見證人得免填載。

-2-

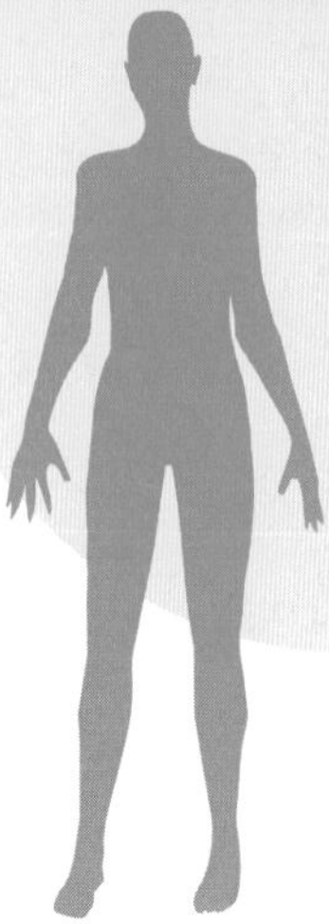

認識安全的麻醉

賴裕永 醫師

案例

一位接受過全身麻醉的簡女士這樣回顧她的經驗：「很緊張，緊張得發抖，又好冷，也想上廁所。後來被推進開刀房，我怕得發抖，跟護士說『好冷、好冷喔！』護士小姐說『沒關係，等一下有溫被和電毯。』就把我抬到手術臺上。醫師問我的名字？住哪裡？要做什麼手術？然後跟我說：『要麻醉了喔！』之後打了一針，我就完全都不曉得了！」

「後來大概是在恢復室，我聽到好多人說話的聲音，有人說『妳開完刀了！』我心想『太好了，開完刀了。我害怕的事情已經過去了。』『妳叫什麼名字？』有人問話，我都聽得到，但我沒辦法說話。後來醒來時已經回到房間了。」

「醒來感覺喉嚨有點兒卡卡的，有痰的感覺，想要咳，但咳不出東西，聲音有點啞；後來覺得頭很暈，沒辦法吃東西，想嘔吐，大概一、兩個小時以後就好了。今天已經是第二天 ，可以說是完全恢復了。」

什麼是麻醉？

整體而言，麻醉包括幫助患者止痛、放鬆肌肉和進入睡眠三種情況。麻醉是讓病患在安全且舒適的情況下接受外科手術、分娩、某些診斷或侵入性檢查（如無痛胃鏡、大腸鏡檢查）、急救及生命的維持（如緊急插管）等。

麻醉的方式

麻醉分為全身麻醉和半身麻醉兩種方式，這兩種方式也常在麻醉的過程中合併使用。

全身麻醉

利用麻醉藥物在大腦發生作用，使病患暫時性的意識消失，持續到手術完畢；通常分為四個階段：

1. 麻醉前給藥

主要的目的是減少病人的焦慮，小手術一般不需要麻醉前給藥。

2. 麻醉誘導

使病人失去意識，此時完全依靠麻醉醫師和生理監控器來監督病人的體內平衡機制和安全。靜脈麻醉誘導是從靜脈注入鎮靜安眠藥物來達到誘導的目的。當病人失去意識後最重要的是保持呼吸道暢通。插管是最安全的方式。

3. 麻醉的維持

從手術開始持續到手術結束，麻醉科醫師需要監控病人的體內平衡機制和隨時調整麻醉深度。常用吸入性麻醉劑合併肌肉鬆弛劑。

4. 甦醒期

手術結束，停止給予吸入性麻醉劑，病人由意識消失的狀態甦醒過來。

常用的全身麻醉有三種：

	適用	方式	優點	缺點	禁忌
插管式麻醉	時間不易控制的手術。可能有吸入性危險的病患。預估麻醉時可能發生嚴重的呼吸道阻塞。	為確保呼吸的管道暢通，經由口或鼻插入氣管內管，用機器幫助病患呼吸，同時也用來輸送吸入性麻醉氣體。	可以預防麻醉過程中氣管阻塞（如嘔吐物、分泌物），讓患者在失去意識下進行手術。	容易造成咽喉部位的傷害及刺激氣管。麻醉氣體易瀰漫在空氣中，造成手術室所有人受影響。	
靜脈麻醉	快速又方便的麻醉方式，適用短時間的外科手術。	將藥物經靜脈注入，通過血液循環作用，於中樞神經系統產生全身麻醉。	誘導迅速，甦醒較快，對呼吸道無刺激性，病人較舒適，操作也較簡便。	肌肉鬆弛效果較差。	未空腹者，易造成吸入性肺炎。

	適用	方式	優點	缺點	禁忌
面罩式吸入性麻醉	也稱喉罩導氣管，是氣管內管不容易放置時的取代方式之一。	吸入性麻醉藥經肺部吸收進入血液而到達腦組織，阻斷其傳遞功能，引起全身麻醉的效果。	減少氣管內管的刺激，手術後較不會引起喉嚨疼痛。	麻醉氣體易瀰漫在空氣中，造成手術室所有人受影響。	未空腹者，易造成吸入性肺炎。

半身麻醉

患者意識清楚，麻醉劑使手術的部位和附近區域暫時失去感覺，直到手術結束。副作用小，安全性高。常用的半身麻醉有兩種：

	適用	方式	優點	缺點	禁忌
脊椎麻醉	下肢手術、會陰手術、腹部手術和剖腹生產手術。	側臥膝胸體位（蝦米狀），麻醉藥物由腰椎（龍骨）間隙注入蜘蛛膜下腔，暫時性阻斷神經的傳導，使下半身失去知覺。	對身體內電解質平衡影響甚小，手術後復原迅速。用藥量較少。	麻醉部位的高低較不易控制。 麻醉的時間要遷就手術時間，有時較難掌控。 因為是由腰椎注入麻醉藥物，也有可能意外損傷神經。	欲穿刺部位皮膚已損傷或已感染。 全身性敗血症。 凝血功能異常。 循環血量減少。 慢性腰痛。 中樞神經系統疾病。

硬脊膜外麻醉	下肢手術、會陰手術、腹部手術、剖腹生產手術及無痛分娩。	施行方式類同脊椎麻醉。但會留置一條細管進行給藥控制疼痛。	適用於持續麻醉術。不會有「脊椎麻醉後頭痛」的情形。	用藥量較脊椎麻醉多。施行的時間較長。麻醉範圍不易預測。肌肉鬆弛作用較差。	同脊椎麻醉。

麻醉方式的選擇

依據當時病患的身體狀況、病患的意願、手術的部位、手術時間的長短，和手術的需要，由麻醉醫師和手術醫師一起決定麻醉的方式。

麻醉的風險

	可能發生的風險	極少發生的風險	極罕見，但可能導致腦損或死亡	偶發病變或因麻醉產生不良反應
全身麻醉	注射或輸血管的部位出現瘀青。嘔心，嘔吐。因插管而引起咽喉或口內疼痛。暫時性的肌肉疼痛。	牙齒、齒齦、嘴唇和舌頭受傷。	呼吸插管阻塞，以致病人呼吸困難。病人對某種麻醉藥物過敏，以致出現惡性高熱。	於麻醉或手術期間，為避免意外及併發症的發生，或在執行麻醉及恢復期間，發生任何緊急或意外情況，可能必須施行侵

半身麻醉
手術後在麻醉藥效退時，可能出現術後排尿困難；有時病人暫時需要借助導尿管排尿。
可能導致背部疼痛。
神經受損。
入性治療，如氣管切開術。

惡性高熱

對於特異體質之患者，麻醉後可能發生惡性發燒。病患的肌肉組織對吸入性麻醉氣體或肌肉鬆弛劑產生的一種反應，可能造成心律不整、腎臟衰竭，嚴重可導致死亡；具有遺傳性。若曾有血親在全身麻醉後不明原因死亡，或確定發生過惡性高熱，請務必告知麻醉科醫師。發生率大約三萬到一萬分之一。

麻醉的準備事項

1. 麻醉前評估

麻醉專科醫師會解說手術麻醉方式、施行步驟，並就患者的健康狀況、疾病程度、用藥情形，做手術麻醉風險評估。

除了為患者做的心電圖、胸部X光及抽血檢驗，患者務必將身體狀況告知麻醉醫師。

2. 手術前患者的準備

a. 禁食：

除了緊急手術外，接受一般常規手術之前都要禁食，包括食物和飲料。

原則上成人和小孩在麻醉前六～八小時，停止進食固體食物，包括牛奶、有果粒的果汁。距離麻醉兩小時前，可以喝一些清澈的液體，如白開水或不含果粒、果渣的果汁。哺育牛乳或母乳的嬰兒則禁食四～六小時，但在兩小時前可以餵一些開水或糖水。

禁食的目的是預防吸入性肺炎或窒息。通常在手術日的午夜起開始禁食，醫師會給予點滴注射，以補充身體所需的水分和電解質。

手術前可服用的藥物有：降血壓藥、胃藥、癲癇藥物。

手術前不可服用的藥物有：口服降血糖藥、胰島素注射藥品及抗凝血劑。

b. 卸除飾品：包括假牙、眼鏡、義眼、耳環、戒指、項鍊、手錶、手鐲、髮夾、指甲油等。

麻醉室示意圖

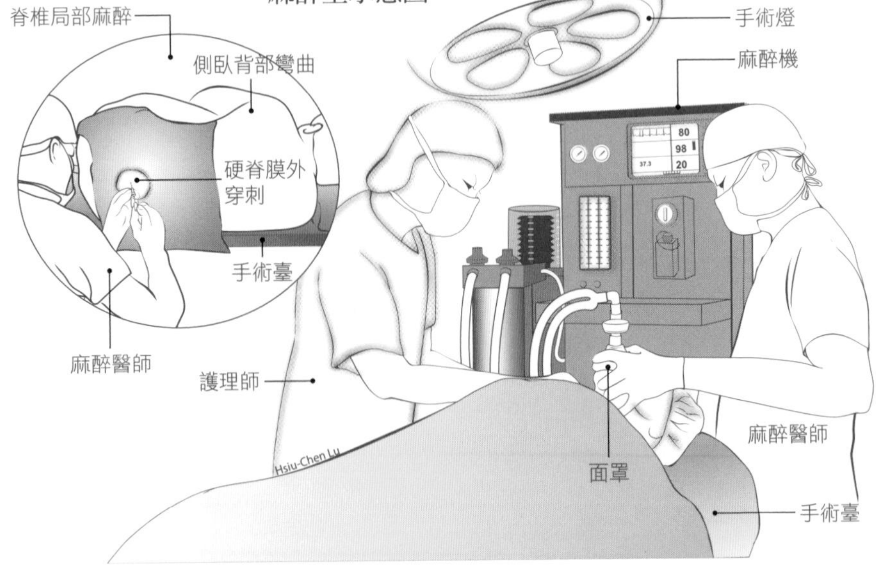

c.練習深呼吸及有效的咳嗽運動。

d.視狀況需要，進行清潔灌腸。

e.簽署麻醉同意書。

3.麻醉同意書（請參考「麻醉同意書」）

a.內容：

實施之麻醉方式。

醫師之聲明。

病人之聲明。

b.簽署方式：一式兩份。

一份由醫療機構連同病歷保存，一份由患者或家屬收執。

麻醉成功或失敗的因素

開刀前對病人有詳細的評估，包括疾病史、用藥史、家族史、各器官系統的回顧、理學檢查、實驗室檢查評估等，清楚了解病人本身現有及潛在的問題，並根據這些資料做好麻醉計畫。

賴裕永醫師的貼心囑咐

麻醉諮詢室的問診和說明是手術前了解患者和讓患者了解麻醉的機會。有些患者知道自己開過哪些刀，但可能不記得手術的麻醉方式和結果；或知道目前為了哪些疾病在服用藥物，但不知藥名；也記不清自己的疾病史，或對哪些東西過敏也不甚在意，更鮮少有人知道自己的家族病史。但這些資料都會牽涉到麻醉的方式、麻醉的用藥等等選擇。

一般患者擔心麻醉後無法甦醒，正如同擔心搭飛機會失事，其實發生的機率極低。病人的完整病歷資料、安全的麻醉計畫及健全的醫療團隊，可將這樣的事故降低到幾近於零。

○○醫院（診所）麻醉同意書
○○ Hospital (Clinic) Anesthesia Consent Form

基本資料

病人姓名＿＿＿＿＿＿＿＿＿＿＿＿ 出生日期　年　月　日

病人病歷號碼＿＿＿＿＿＿＿＿＿＿ 麻醉醫師姓名＿＿＿＿＿＿＿＿＿＿

一、擬實施之麻醉（如醫學名詞不清楚，請加上簡要解釋）

外科醫師施行手術名稱：

建議麻醉方式：

二、醫師之聲明

1.我已經為病人完成術前麻醉評估之工作。

2.我已經盡量以病人所能了解之方式，解釋麻醉之相關資訊，特別是下列事項：

□麻醉之步驟。

□麻醉之風險。

□麻醉後，可能出現之症狀。

□如另有麻醉相關說明資料，我並已交付病人。

3.我已經給予病人充足時間，詢問下列有關本次手術涉及之麻醉問題，並給予答覆：

（1）--------------------------------

（2）--------------------------------

（3）--------------------------------

麻醉醫師簽名：　日期：　年　月　日

時間：　時　分

三、病人之聲明

1.我了解為順利進行手術，我必須同時接受麻醉，以解除手術所造成之痛苦及恐懼。

2.麻醉醫師已向我解釋，並且我已了解施行麻醉之方式及風險。

3.我已了解附註之麻醉說明書。

4.針對麻醉之進行，我能夠向醫師提出問題和疑慮，並已獲得說明。

基於上述聲明，我同意進行麻醉。

立同意書人簽名：　關係：病患之

住址：　電話：

日期：　年　月　日　時間：　時　分

見證人：　簽名：

日期：　年　月　日　時間：　時　分

整型外科

小腫瘤切除手術
植皮手術
手部肌腱瘤切除手術
顏面骨骨折矯正手術
游離皮瓣移植手術
內視鏡狐臭刮除手術

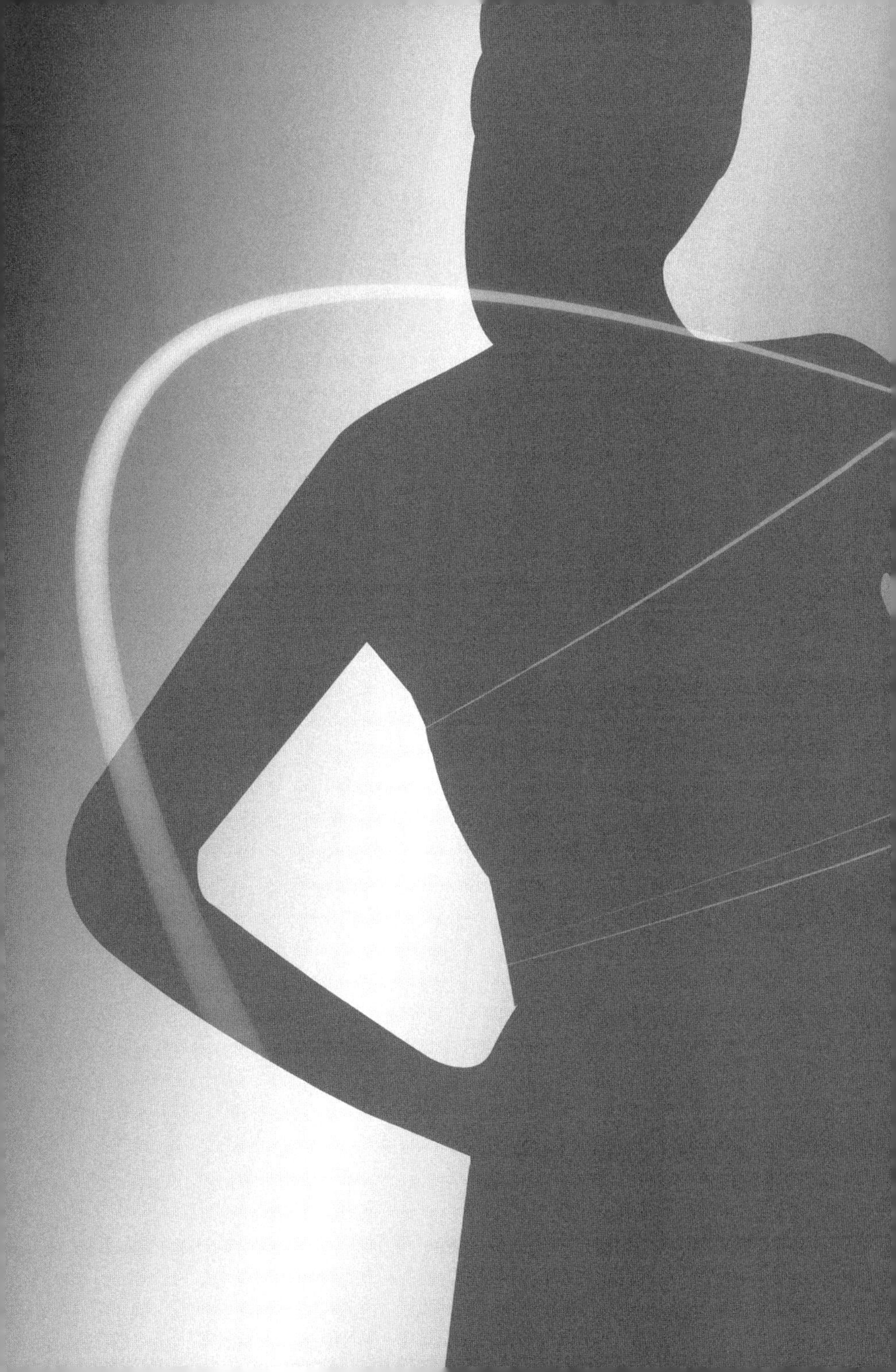

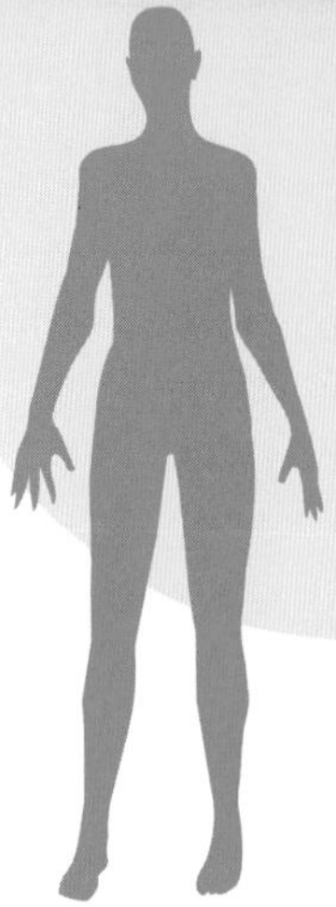

小腫瘤切除手術

許宏達 醫師

案例

蘇小姐是位時髦的職業婦女，穿著較偏西式風格，喜歡大領口的服裝，每天也總是會戴一條搭配衣服的項鍊，所以注意到左邊鎖骨附近有個小腫瘤。剛開始時摸起來小小的，就不以為意；過一陣子後，感覺好像大了一些，但也不知該怎麼辦；後來不僅摸得到，也看得到了。蘇小姐開始擔心這個小腫瘤會一直長大，於是請教一位有類似經驗的同事，看有什麼方式可以將它處理掉。這位同事的小腫瘤曾檢驗出是惡性腫瘤，所以特別關照蘇小姐一定要去做手術切除，順便進行病理切片診斷。

蘇小姐到了門診，經過觸診，發現是一顆約二×一公分、會稍微移動的軟瘤，根據診斷推估應該是脂肪瘤。和蘇小姐討論後，她決定接受切除手術治療，只是囑咐我開刀一定要開得「漂亮」一點，最好不要留下疤痕。因為蘇小姐有抽菸的習慣，我也趁這個機會建議她戒菸。

整型外科所謂的小腫瘤

一般整型外科所謂的小腫瘤包括：

在全身的表皮上的痣、胎記、疣，或淺層皮下的皮脂腺囊腫（粉瘤）、脂肪瘤、肌腱囊腫、血管瘤等。

什麼是小腫瘤切除手術？

在整型外科門診最常見的就是小腫瘤的切除。手術時間短，安全性高，併發症少，通常門診手術就可以完成。

適應症

1. 當腫瘤有慢慢變大的趨勢、會造成疼痛，或有反覆性的感染時，即建議施行切除手術；有時外觀的考慮也是決定切除手術的因素。
2. 關於痣的切除，通常會考慮到五點要素：
   a. 形狀不規則：如果痣的形狀不規則，邊緣粗糙不平，有可能是癌細胞異常生長。
   b. 出血：如果痣有出血狀況。

c. 顏色改變。
d. 直徑變大。
e. 痣凸出。

只要有上述一點產生變異，即建議以切除手術治療。

不進行手術的風險

不進行小腫瘤切除手術就無法做病理診斷，也就無法得知是否為惡性腫瘤。

禁忌症

1. 幾乎所有的病患都可接受整型外科的小手術治療，除非患者的腫瘤是長在重要的神經血管上，此時便需要進一步找專科的醫師進行切除手術，以避免傷及鄰近的神經血管。
2. 如果患者有服用抗凝血藥物，為避免出血的併發症，需事先告知手術醫師。
3. 糖尿病的病患及周邊血管疾病的病患若有下肢腫瘤，因擔心傷口癒合不良，手術前需做更仔細的評估。

替代方案

若是小腫瘤長在皮上，可用冷凍療法、電燒法和雷射，缺點是沒有病理可追蹤；若小腫瘤長在皮下淺層，就一定要開刀才可切除。

電燒法：需先在患部及附近施打局部麻醉，然後用電刀燒掉小腫瘤，可一次解決小腫瘤的煩惱。

冷凍療法：將液態氮用噴注或觸按的方式把小腫瘤周邊皮膚冷凍後，表皮腫瘤會自動脫落；可能需要施行幾次才能去除。

雷射：不一定需要局部麻醉；優點是疤痕較不明顯，缺點是不一定可以一次解決。

手術進行的方式

手術前

通常患者到門診求治，都是因為擔心小腫瘤或痣有惡性變化，所以經過診斷後，才決定是否切除；有時候可能是因為美觀，而要求做切除。醫師通常會先進行檢查，再決定是否做切除治療，如果患者同意手術，則需簽署手術同意書及麻醉同意書。

手術中

切除通常是在門診手術室進行。

首先醫師會先在手術部位消毒，並做記號以利切除。一般是以菱形為切除形狀（菱形才能縫合），因此手術後傷口會比原本腫瘤或痣的大小長一點。切除的小腫瘤送病理切片檢查。通常在打局部麻醉藥時，患者會有痠痛的感覺，之後就只有麻麻的感覺，患者只會感覺有人在碰觸及拉扯患部，而不會有疼痛感。當小腫瘤切除後立即縫合。傷口縫線一般於五～七天後可拆除。

手術後

因為是門診小手術，通常手術後即可回家。注意傷口處不要碰水，需每天換藥，於返診時拆除縫線。

出院後的注意事項

保持傷口乾燥，可以預防傷口感染。臺灣氣候潮濕，所以建議需每天換藥。臉部縫線大致三～五天後可拆除，其他部位是七天，關節上的傷口則需要十～十四天。於拆線後，可在傷口上垂直貼上美容膠帶，因為它可以降低傷口外擴的張力，所以對縮小疤痕會有助益，而重要的是必須持續貼六個月～一年的時間，因為疤痕成熟穩定需要這麼長的時間。另一個可能有幫助的方式是塗抹矽膠凝膠或貼矽膠片，但缺點是價格昂貴，且仍需使用六個月～一年的時間。

手術的風險和併發症

一般手術、麻醉可能引起的風險和併發症有：傷口出血、感染、對麻醉藥過敏等，請參考〈認識手術〉、〈認識安全的麻醉〉。

小腫瘤切除手術可能發生的風險和併發症：

最大的併發症即是留下疤痕。所有的切除手術都會留下疤痕，患者需要了解這個治療的結果；但小心照顧傷口，即可能將疤痕淡化。

病患於手術後應避免傷口感染，因為受到感染的傷口容易造成難看的疤痕，甚至導致疤痕增生或蟹足腫。

手術成功或失敗的因素

如果小腫瘤長在重要的神經或血管旁邊，手術時怕傷到神經、血管，而不宜切太多時，可能以後會復發。

一般患者最擔心、害怕的是什麼？

一般患者最擔心的是疤痕問題。

只要是手術，一定有疤痕，但是醫師會盡量將疤痕藏在不明顯的部位。還有，在手術後用心照顧傷口，可以讓疤痕變得較不明顯。

許宏達醫師的貼心囑咐

1. 首先應先與醫師做詳細的討論是否做切除，並找一位有經驗的醫師做手術，這樣可讓手術後的疤痕比較不明顯。
2. 手術後傷口照顧務必保持清潔乾燥，因為傷口感染將導致非常不美觀的疤痕。

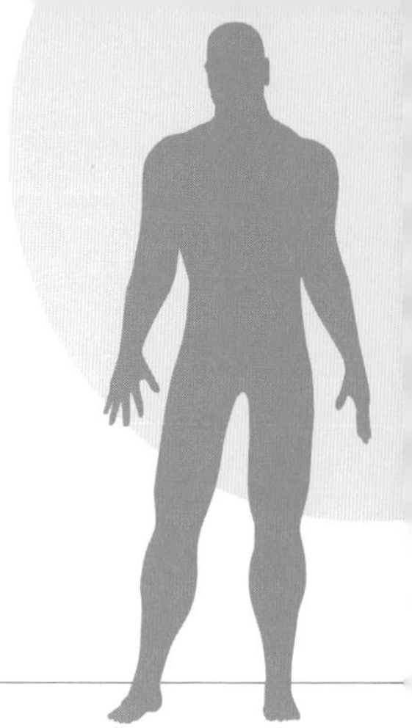

植皮手術

許宏達 醫師

案例

李先生，六十歲的水電行老闆，在騎摩托車往工地的途中摔倒，身上一切都還好，只有小腿被排氣管燙到，看起來紅紅的，本以為隔層褲子，應該不會太糟，雖然很痛，但他覺得工作要緊，就忍著上工去了。

可能是褲管摩擦了一整天，燙傷所產生的水泡破了，開始流出分泌物。晚上回家後老婆幫他塗上了一層燙傷藥膏，然後包紮起來；第二天發現傷口看起來似乎更嚴重了，於是就先去西藥房讓藥劑師上藥再去工作。之後持續一個禮拜的換藥仍未見改善，患部還是濕濕爛爛的。經西藥房藥劑師建議，才轉至醫院找整型外科治療。

當我們打開他那被膿瘍浸濕的紗布時，看見的是一塊七×五公分的潰爛傷口，三度灼傷的皮膚已經壞死，所以傷口不會癒合。我們告訴李先生，他的傷口必須先清創，然後再安排植皮手術。

皮膚的結構

皮膚主要分成三層，由外往內是表皮層、真皮層和皮下組織，總厚度只有〇・一～〇・二公分。

表皮層對人體的保護作用來自其中最厚、最堅硬的角質層。角質層可抵抗弱酸弱鹼，對摩擦和壓迫有一定程度的防護作用，還可防止外來水分、電解質的滲入，及內部水分的蒸發。

真皮層的結構和組成是由各種纖維所構成的網架，有支持表皮的作用。在網架內分布著毛囊、皮脂腺、豎毛肌、汗腺、血管、淋巴管、神經等，在纖維之間還有基質和細胞。真皮層的細胞主要是纖維母細胞，生產膠原、網狀和彈力三種纖維和基質，它的作用是在創傷癒合時，填補傷口形成疤痕；基質是保留、交換水分、電解質和各種水溶性物質的場所。真皮中還有少數組織細胞、漿細胞、肥大細胞、白細

皮膚的構造

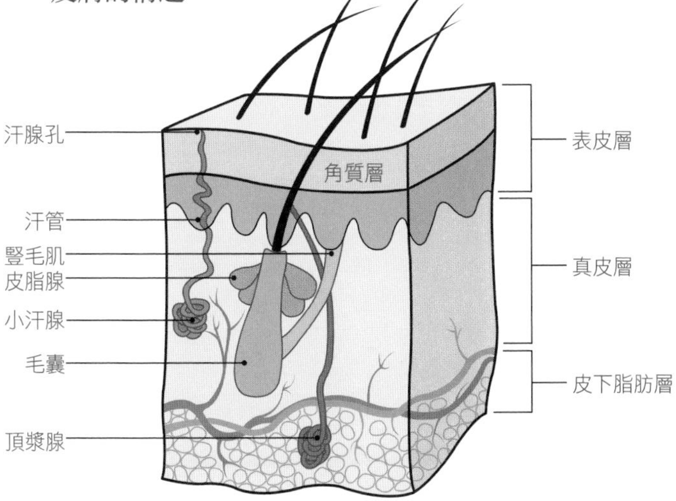

胞等，作為防禦微生物侵入的第二道防線。

皮下組織（皮下脂肪層）由疏鬆的纖維網和脂肪細胞構成。其厚薄因營養及身體部位的不同而異。皮下組織含有汗腺、毛球、血管、淋巴管及神經等。

什麼是植皮手術？

利用外科手術取下患者自身的皮膚，移植、覆蓋在傷口無法自行癒合的皮膚缺損處，可避免傷口繼續暴露、喪失水分，並降低傷口感染的機率，促進傷口的癒合。

植皮的種類，依取皮的厚度可分為：

1. 全層皮層植皮：指全部的表皮及真皮，但不包含皮下組織。全層皮膚的供皮區在兩側腹股溝、耳後和鎖骨上的皮膚。全層植皮的優點是移植皮膚不會攣縮、美觀效果好，適用於治療橫跨關節的部位，和臉部的傷口。缺點是供皮區的面積有限，不適用於大面積的植皮，且因為皮層較厚，植皮成功率低於部分皮層移植。
2. 部分皮層植皮：全部表皮及部分真皮，大腿是最好的供皮區。醫師會以傷口的狀況，來決定所需的皮膚厚度，取皮厚度可從〇．〇一～〇．〇五六公分，常使用的厚度為〇．〇二～〇．〇三公分。

通常大約三十六個小時內，新的血管即開始由移植來的皮膚長入患部。

適應症

第三度燒燙傷、潰瘍性傷口及開放性傷口，無法直接進行縫合手術的傷口都可考慮植皮手術。

不進行手術的風險

開放性的傷口可能導致感染、延長復原期。

禁忌症

如果傷口深及可見骨頭、軟骨和韌帶，就無法執行植皮手術。感染性的傷口，造成新的皮膚也被感染，導致手術失敗。對全身或半身麻醉風險高的患者也不適合。

替代方案

受傷程度較淺的傷口，可用敷藥的方式讓傷口自行癒合，好處是不需要因為取皮而增加額外的傷口、疤痕。

敷料（人工皮）是暫時性的代用品，需換藥。若傷口不大可自行長好；若傷口較大較深，待傷口的肉芽組織長好之後再進行植皮手術。敷料種類很多，應與醫師討論選擇適合的使用，最貴的不一定是最適合的。

人工真皮是由人工合成的表皮，和膠原蛋白的真皮所組成，通常用在大面積、嚴重燒傷的患部，暫時性的覆蓋在傷口上，保護傷口不受到感染，等待植皮手術的時機。人工真皮的好處是人體不會排斥，且人工真皮實際上也幫助新的組織生成。缺點是價格昂貴，健保不給付。

手術進行的方式

手術前

1. 若患者有服用抗凝血藥物，為避免手術中出血，應告知醫師。
2. 手術時需要全身或半身麻醉的患者，必須提前入院，接受常規性驗血、胸部X光、心電圖等檢查。手術醫師和麻醉醫師會為患者及家屬解說手術的過程、可能的風險與併發症，及可行的替代方案。若是大面積清創、植皮，偶而還需要於手術前備血。患者或家屬需簽署手術同意書、麻醉同意書和輸血同意書。手術前一晚午夜起開始禁食（請參考〈認識手術〉、〈認識安全的麻醉〉）。
3. 皮膚準備：

供皮區（指取下患者自身皮膚的部位）若是頭皮區，須於前一日剃光毛髮，若是其他部位，由醫師視手術需要，局部剔除毛髮。

手術中

待麻醉發生作用、消毒後，進行簡單的清創手術、止血，然後在供皮區取皮，將皮移植、覆蓋在傷口上，再以縫線或釘子固定，以濕棉紗布覆蓋、包紮，用石膏固定傷口區域。手術後五天內不換藥，讓植皮的傷口在石膏的保護下長好，五天後換藥時移除石膏，七天後拆線。全層皮層供皮區的傷口呈菱形者可直接縫合，於手術後七～十天拆線。部分皮層供皮區以人工敷料覆蓋，不需每天換藥，癒合時間約十～十四天，供皮的厚度越厚，癒合的時間越長。當供皮區發生感染時，癒合時間會延長。手術時間看傷口大小，十五分鐘～數個小時不等。

手術後

1. 手術後患者身上若有引流管、導尿管，應保持暢通，不可扭曲。

植皮手術

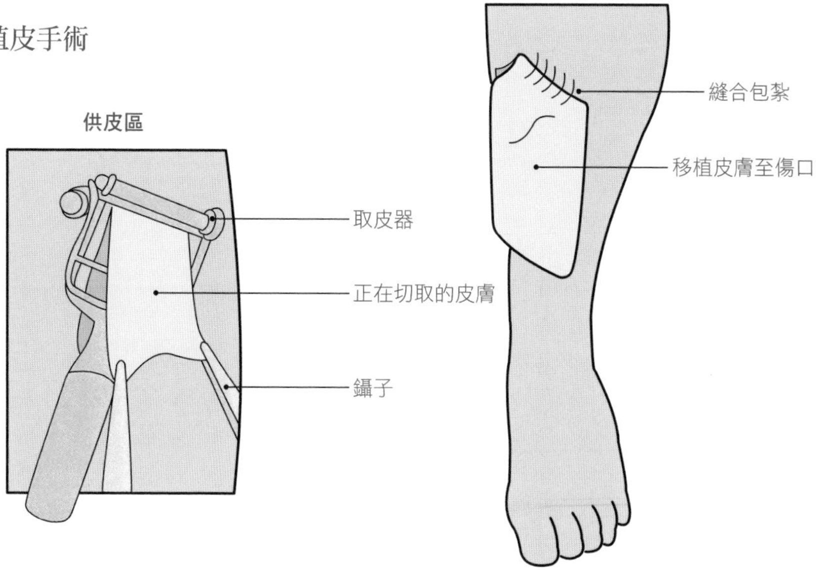

2. 勤加練習深呼吸及有效的咳嗽運動，預防手術後肺部併發症，必要時使用蒸氣吸入，幫助痰液排出。
3. 傷口應保持乾燥。若傷口疼痛，可告知護理人員處理，需要時可給予止痛藥或注射止痛劑。
4. 手術後不可吸菸、二手菸，菸的內含物會抑制新血管增生，導致植皮成功率嚴重下降。
5. 植皮區的護理：
   a. 手術後會依植皮部位需要，打上石膏固定，限制活動，以免移植的皮膚移位。石膏通常需使用五～七天，以增加植皮的成功率。若植皮區在四肢，應抬高超過心臟，以避免腫脹，利於傷口癒合。
   b. 植皮區在下肢的患者應避免下床至少七天，經醫師許可後，採漸進式下床活動；下床活動時應使用彈性繃帶包紮，預防下肢充血、腫脹。
   c. 若石膏太緊引起疼痛、皮膚變白、麻木或患部腫脹等情形，應告訴護理人員。
   d. 手術後植皮區換藥需使用生理食鹽水清洗，再用油性敷料及抗生素藥膏覆蓋，並使用彈性繃帶加壓固定。
   e. 隨時保持傷口周圍清潔，以防傷口感染、發炎。
   f. 密切注意植皮區的狀況，若皮下積有膿血，應做小切口引流術，不可擠壓。
   g. 癒合良好之傷口，可在護理人員指導下塗拭嬰兒油或綿羊油以防乾燥。
   h. 視傷口部位的需要，可量製彈性衣，以防疤痕凸起。
   i. 按復健師之指導，做肢體復健及職能治療。

6.供皮區的護理：

a.全層皮層植皮：傷口保持乾燥，每日換藥一次，於手術後七～十天拆線。

b.部分皮層植皮：傷口以人工敷料覆蓋、彈性繃帶包紮，不需取下更換，待新生皮膚長出後，會自行脫落，依醫師指示換藥。

c.若在下肢，建議手術後五～七天內不可下床，以防傷口血腫或出血。

d.當敷料脫落後可用嬰兒油、綿羊油或凡士林潤膚。

e.當痂皮脫落後皮膚會癢時，可以輕輕拍打方式或塗抹乳液止癢。

f.夏天盡量待在冷氣房或通風處，以免因流汗而發癢。

7.手術後約七～十天即可出院。

出院後的注意事項

1.絕對禁止抽菸（含二手菸）。

2.全層皮層供皮區傷口拆線前請保持傷口乾燥。

3.部分皮層供皮區的皮膚代用敷料，一般在二～三週內乾燥後將慢慢自行脫落，不可自行勉強撕去，以免造成新生皮膚受損。

4.植皮區應按醫師指示穿著彈性衣、襪至少一～二年，或持續使用彈性繃帶包紮，以防疤痕攣縮。

5. 新生皮膚不含汗腺和皮脂腺，出現乾燥搔癢時，可用乳液、嬰兒油或綿羊油擦拭。
6. 供皮區及植皮區於半年內應避免晒太陽以防色素沉積。
7. 發現供皮區或植皮區有異常腫脹、疼痛、滲血，應立即就醫。
8. 三～四週內避免任何會拉扯到植皮區的運動或動作。

手術的風險和併發症

一般手術、麻醉可能引起的風險和併發症請參考〈認識手術〉、〈認識安全的麻醉〉。

植皮手術可能發生的風險和併發症：

1. 植皮手術必須在患者自己身體上取皮，因此形成兩個傷口。
2. 供皮區取皮後可能感染。
3. 植皮手術可能有皮膚顏色差異、疤痕攣縮等缺點。
4. 若手術準備不完善、傷口清創不完全、血液循環不良、血腫、感染等都可能導致植皮失敗，或許需要第二次植皮手術。

手術成功或失敗的因素

傷口有無感染、清創是否周全。

植皮下面是否有積血，如患者服用抗凝血藥物較易造成皮下積血。是否有動到植皮區傷口，動過的新皮膚就不易成功附著。抽菸，或常處在二手菸的環境中，造成血管收縮，也是手術失敗的重要因素。

許宏達醫師的貼心囑咐

1. 受傷面積大而深的傷口，若植皮後的癒合狀況不佳，可能要進行二次以上的植皮手術。所以手術後的照顧很重要，注意傷口清潔、定時換藥、攝取充分的營養等，除了可以加速傷口的癒合，也可以使移植上去的皮膚較易存活。
2. 若考慮不要植皮，可以用敷料（人工真皮）以時間換空間，讓傷口組織在敷料的保護下漸漸癒合。復原的時間較久，但可避免第二個傷口（供皮區）的產生。
3. 不可抽菸，也避免長期處在二手菸的環境中，以免造成血管收縮，影響傷口癒合。
4. 不可自行取下石膏，動到傷口。
5. 植皮區和供皮區的傷口都會長痂，而後形成疤痕，需要使用乳液、綿羊油或凡士林等滋潤保濕，才不會癢、不容易破皮。

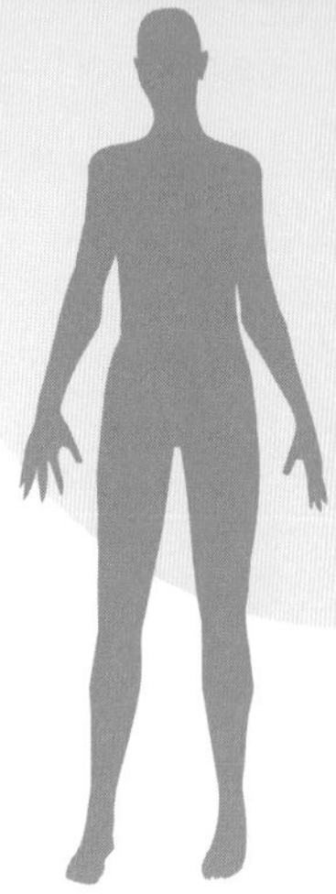

手部肌腱瘤切除手術

邱智弘 醫師

案例

秦太太是位三十六歲的職業婦女兼家庭主婦。在辦公室裡有從不間斷的電腦打字工作，回到家則要煮飯、洗衣、打理一家大小的雜務。過度且重複性的手部工作，使她的手部、手腕多處痠痛難耐；試過熱敷、按摩、痠痛藥貼、針灸等治療都沒效。

約一個月前自己在按摩時摸到右手腕背面關節之間有一個小小的凸起物，感覺軟軟的像水泡一樣；後來卻越來越凸出，也越來越硬。最近按壓那個凸起的部位還會痛，右手做伸展運動時痛得更厲害，手指頭有麻麻的感覺，打字或做家事都變得很困難，這才開始擔心起來。

秦太太來整型外科求診，醫師經詢問病史及觸診，判斷秦太太所患的腫瘤應該是肌腱瘤，因為腫瘤生長的部位會壓迫到神經，於是建議她做手術切除。這種手術只是一般門診手術，秦太太當天就可以回辦公室上班了。

什麼是手部肌腱瘤？

手部最常見的腫瘤「肌腱瘤」，正確名稱為「腱鞘囊腫」，它是從肌腱腱鞘，或是關節被膜破裂，有潤滑作用的組織液（成分為玻尿酸）在腱鞘內形成半球狀的囊腫，凸出於腱鞘或關節附近，又稱為「黏液性囊腫」，或俗稱「筋瘤」。形成原因未明，但醫界通常認為是因重複或過度使用，或損傷該部位而造成。

肌腱瘤通常長在手腕背側，其次是手腕橈側、足踝前、足背上，也有長在手指關節的囊腫。

肌腱瘤多是良性的，大小有時會變化，外形凸起呈半球狀，表面光滑，有時會隨著關節的活動而滑動。初期的肌腱瘤較柔軟，按壓富有彈性，時間久了則會堅硬如豆子。好發於女性，或過度使用該部位的青壯年，尤其以二十五～四十五歲之間的患者居多。

肌腱瘤的症狀是，當關節彎曲或伸展時腫瘤

手部易生肌腱瘤位置

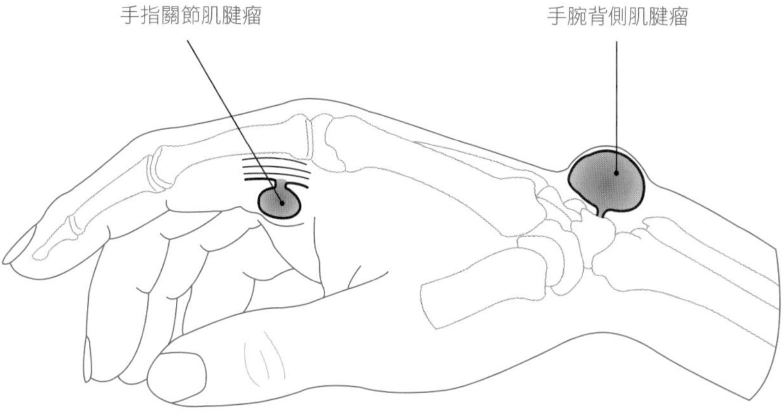

明顯凸出，重複動作或用力時會痠軟疼痛，按壓時也會有微痛的感覺；除了囊腫變大外，疼痛的程度也相對增加，往往日久不治。當腫瘤變大，或按壓時感覺疼痛，有可能是腫瘤壓迫到神經，此時應尋求積極治療。

什麼是手部肌腱瘤切除手術？

手部肌腱瘤切除手術是門診手術，通常採局部麻醉。醫師用手術刀切開患部，將整個囊腫取出，再將傷口縫合。

腫瘤過大引起關節活動不便、疼痛，或經過其他方式的治療後復發，手術切除是最直接、有效的方式，而且包膜切除越完整，復發率越低。

適應症

當肌腱瘤變大，平時會微痛，按壓時感覺疼痛，而影響日常活動時，或是腫瘤遠端有痠麻感，有可能是腫瘤壓迫到神經，就必須尋求治療。

不進行手術的風險

肌腱瘤不是個會危及生命的疾病，不治療的結果只會讓患部關節活動不便和疼痛感增加；但如果肌腱瘤壓迫到神經，應及早尋求治療，以免造成被壓迫的神經萎縮，或甚至壞死。

禁忌症

對局部麻醉藥過敏的患者。

替代方式

藥物治療：使用消炎鎮痛劑來緩解症狀。

囊腫抽吸：門診時使用空針筒，將囊腫內容物的膠質液體抽吸出來。缺點是因組織液會持續產生，所以復發機會很高；此方法無法取得病理切片，因此無法得知腫瘤是否為惡性。

手術的進行方式

手術前

手術醫師和麻醉醫師會為患者及家屬解說手術的過程、可能的風險與併發症。患者須簽署手術同意書、麻醉同意書。（請參考〈認識手術〉、〈認識安全的麻醉〉）

手術前不需禁食。

手術中

手術採局部麻醉或區域性麻醉。

手術切除下來的腫瘤會送病理科檢查，以排除惡性腫瘤的可能性。

傷口大小視腫瘤大小而定，通常不超過十公分。

手術時間視腫瘤大小而定，約二十分鐘至一小時。

手術後

手部肌腱瘤切除手術大多採門診手術方式，手術完，不需住院，包紮妥當即可返家。

手術後的注意事項

傷口換藥：一般以切割傷口的簡單換藥方式即可。

若腫瘤位於主要關節處且腫瘤較大或位置較深，手術後除了局部需要做壓迫包紮外，還可以考慮穿戴護具讓關節休息；以減少手術後關節的疼痛。但穿戴期間不可太久，一般一至二週，以免造成關節僵硬。

手術後約第十天回診拆線。

手術的風險和併發症

一般手術、麻醉都可能引起的風險和併發症請參考〈認識手術〉、〈認識安全的麻醉〉。

手部肌腱瘤切除手術可能發生的風險和併發症：

1. 傷口感染。
2. 復發。
3. 手術中傷及神經或血管。

上述發生的風險極低。

手術成功或失敗的因素

1. 醫師的經驗、技術。
2. 手術可能引起的風險和併發症。

一般患者最擔心、害怕的是什麼？

一般患者最擔心的是肌腱瘤復發、手術時傷及神經或血管，或術後關節不能動。

由於一般認為腱鞘囊腫與重複性的動作有關，復發與否與患者日常生活或工作內容有關。若可改變患者日常生活或工作習慣，可減少復發機會。

至於手術中是否會傷及神經、血管或關節，則與醫師的經驗、技術有關。

邱智弘醫師的貼心囑咐

雖然腱鞘囊腫並不是什麼大病，但是通常會造成日常生活中許多的困擾，所以必須趁早做治療。若是從事勞動或長時間工作的人，平時切忌過度勞作，必要時可配戴護具保護關節，加強維護關節韌帶，則可避免因工作不當所造成的傷害；如已感到不適就應立即請教醫師，以免病情惡化。

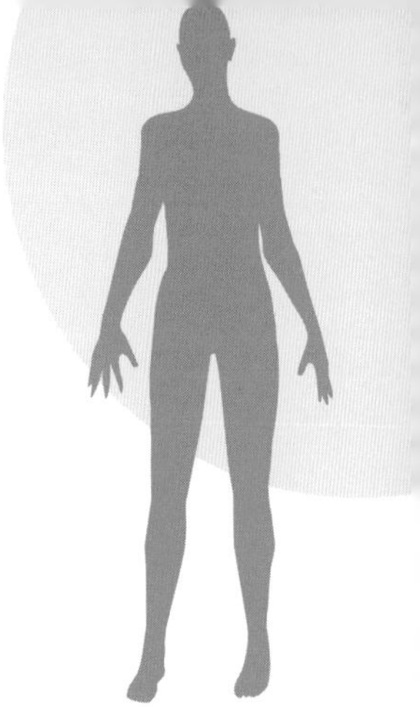

顏面骨骨折矯正手術

林志明 醫師

案例

吳姓女大學生，正值雙十花樣年華。民國百年元旦，與表哥騎車上山遊玩。她坐在後座正與表哥說笑時，突然一隻野狗從路邊衝出來，而她就這麼飛了出去。事發當時她只依稀想著「為何飛了這麼久還沒落地？」之後就不省人事了。

吳小姐被送到醫院時，急診醫師緊急呼叫腦神經外科和整型外科會診。因為吳小姐有顱內出血的情形，意識也不清楚，腦神經外科馬上為她施行手術，先解除生命危機。手術後第五天，在意識回復清醒並生命徵象穩定的狀態下，轉由整型外科接手，解決她的顏面問題。

由於落地時撞擊力量過大，造成吳小姐顏面右側顴骨、上頜骨、下頜骨都有嚴重骨折並變形，上下各碎成了四塊，嘴角左邊還有一道約五~六公分的穿透性撕裂傷口。術前評估決定由口內進入，將她的顏面骨骨折處修補並固定。如此一來，待她完全復原後，應該仍保有一張完整的臉，唯有那嘴角外側五～六公分長的傷痕，將時時提醒她「為何飛了那麼久還沒落地」的疑問。

什麼是顏面骨骨折？

人體的顏面骨，主要可以大分為上段顏面骨、中段顏面骨及下段顏面骨。上段顏面骨指的是前額骨；中段顏面骨則包含眼眶骨、鼻骨、顴骨及上頜骨；而下段顏面骨指的是下頜骨。最常見的顏面骨骨折部位為中段部位與下段部位。

顏面骨上面附著了許多功能肌與表情肌。神經與血管也自顏面骨穿出後穿梭於軟組織間，除了供應血循營養外，也控制顏面的表情與功能（如咬合、咀嚼、雙眼閉合等），如果發生了骨折，相連的軟組織（皮膚、皮下脂肪層及肌肉層）不但會腫脹、變形，使人感到疼痛，也

顏面骨結構

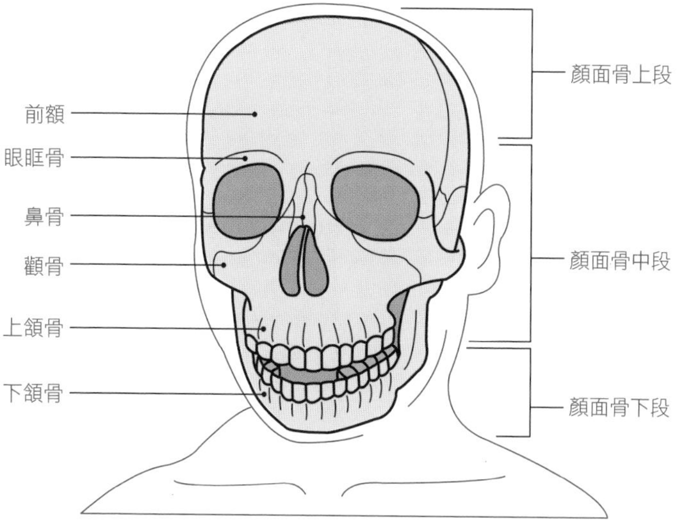

會影響顏面骨原有的功能，例如眼球凹陷，造成複視；上下顎咬合不正，造成口齒不清、進食困難；顏面神經麻痺、雙眼無法閉合等。

什麼是顏面骨骨折矯正手術？

顏面骨骨折矯正手術是將斷裂或易位的顏面骨復原、固定。手術常使用的固定骨材可大分為兩類，一類是可以被人體所吸收代謝的醫療用多元聚合物，另一類是不可以被人體吸收代謝的醫療用金屬合成物（多為鈦合金）。無論是哪一類骨材，其目的均相同，也就是如同木工般，將骨頭斷裂處，也就是骨折處復原並妥善固定起來，加速骨折傷勢恢復正常，並且促進骨頭的癒合。而無論是上述哪一種骨材，一般都不需再次開刀取出，唯有使用金屬骨材且正在發育成長中的青少年病患。

兩種固定骨材的比較

多元聚合物	金屬合成物
非金屬材質，沒有鏽蝕的問題。	金屬材質（多為鈦合金），少有鏽蝕的問題。
吸收時間可預期。	不可吸收，比較強硬，壓力過大的固定可能會造成骨頭萎縮及骨質疏鬆。
塑型容易。	塑型不易。

會因水解作用被吸收，因此不會有鬆動、移位的情形（因為不見了）。	長時間後可能會有鬆動或移位。
待完全吸收後，無視覺上的困擾。	在皮膚較薄的部位可摸得到。
對溫度不會敏感。	對溫度較敏感。
會因水解作用被吸收，適用於成長中的骨骼。	不適用於兒童成長中的骨骼。
水解作用可將骨材轉化成水和二氧化碳，自然排出體外。	不會被吸收，無法排出體外。
金屬探測器無反應。	金屬探測器有反應，通過機場安檢前需告知安檢人員。

適應症

手術主要的考量是功能與外觀：

1. 眼窩下陷造成複視：雙側眼球水平不一；或動眼肌肉群受損，或動眼肌肉群為斷骨所箝制。
2. 顏面外觀重建：因撞擊導致顏面骨錯位變形。
3. 鼻骨塌陷：導致呼吸不順，外觀變形；或鼻淚管斷裂導致淚流不止。
4. 口腔咬合不良或顳顎關節受損：以致張口困難；或骨折造成齒列錯位，咬合不正；或顴骨弓下陷，導致顳肌活動受限。

不進行手術的風險

1. 功能性損傷：如複視、咬合不正、張口困難、呼吸不順等。
2. 非功能性：如眼球凹陷、顏面變形、不對稱等。

禁忌症

罹患高血壓、心臟病、心肌梗塞、氣喘、腎臟病、糖尿病的病患，因為身體承受麻醉的適應度較低，需要經醫師診斷、評估後，再決定是否合適馬上進行手術。多重創傷病患或是老年人，進行顏面骨骨折矯正手術，比較容易產生休克或心肺衰竭的情形，所以需要醫師診斷、評估後，再決定要不要進行手術。

替代方案

保守的藥物、復健療程，可協助病患照護骨折處。

手術的進行方式

手術前

手術進行前，病患需要接受常規抽血、胸部X光、心電圖等檢查。

對確定接受手術的病患，醫護人員將解說手術的方式、可能的風險和併發症、可能的替代方案等，患者或家屬須簽署手術同意書、麻醉同意書、輸血同意書，並且於手術前空腹八小時。（請參考〈認識安全的麻醉〉、〈認識手術〉）

手術中

醫師會對病患的皮膚、口腔進行消毒，以減少病患受到感染的機率。

如果手術時間超過二小時，醫師會視病患的身體狀況，決定是否裝置導尿管，以幫助病患排放尿液。

消毒後，醫師將在適當的部位（參考後文）劃開皮膚、剝離肌肉，將骨頭斷裂處用骨材接

顏面骨骨折矯正手術

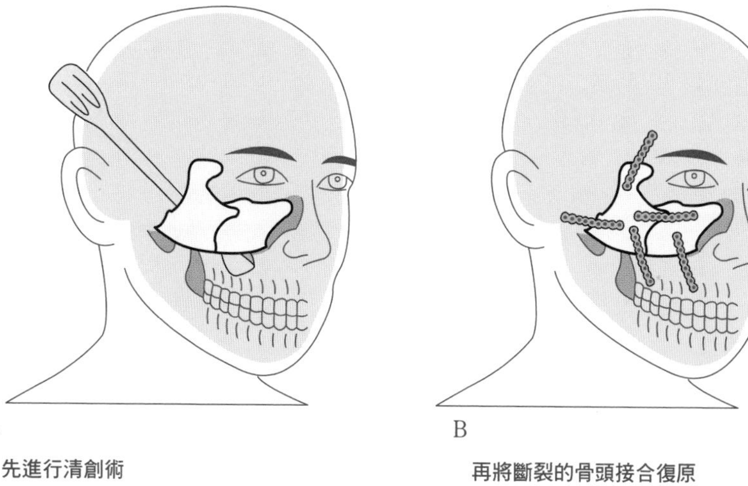

A 先進行清創術

B 再將斷裂的骨頭接合復原

合，再將切開的皮肉組織縫合。常見的手術切口有下眼瞼、眉側、口內、耳上頭皮處，或利用既有的傷口。

如果病患的骨頭斷裂處凸出皮膚表面之外時，因為骨頭長時間與外界空氣、環境接觸，受到感染的機率相當高，因此醫師會先進行清創術，也就是將骨頭斷裂處以及相連的皮肉組織，加以清潔處理；再切開附著於骨頭斷裂處的皮肉組織，將斷裂的骨頭復位到原先正常的位置，並且用骨材接合，最後再將切開的皮肉組織縫合。

手術時間因病患的傷勢嚴重程度，與個人身體狀況而略有不同，大約是一～二小時。

手術後

手術後，醫師會確認病患身體狀況，並且將病患移送至恢復室觀察約一小時，等待病患身體狀況穩定後，再移送至一般病房。

手術前後，病患如果有顏面腫脹的情形時，護理師會為病患進行冰敷，以減輕腫脹。

若患者沒有發生併發症，恢復情況良好，約三～五天可以出院，回家休養。

出院後的注意事項

1. 病患如果有傷口化膿、腫脹、出血、劇痛，或者是固定骨材外露、鬆脫等情形，應該盡速回診就醫。

2. 由於病患的骨折處為顏面，所以手術後暫時不適合咀嚼，在傷勢復原前，盡量以流質食物為主，以免影響斷骨復原。
3. 在可以做張口動作後，務必遵從醫師的指示，勤做張口練習，以免顳顎關節退化，影響日後進食與說話。
4. 病患除了應該注意飲食均衡，更要依照復健科醫師的指示，進行臉部運動的復健療程，以加速病情復原的速度。
5. 按時返診追蹤。

手術的風險和併發症

任何手術都可能有風險，例如出血、感染、深部靜脈栓塞、對麻醉藥過敏等（請參考〈認識手術〉、〈認識安全的麻醉〉）。

因顏面骨骨折而可能引起的風險和併發症有：

1. 手術後可能的後遺症和併發症：
    a. 兩側耳前顳顎關節疼痛與關節活動障礙，導致張口受限。
    b. 神經損傷，導致顏面麻痺，但多為暫時性，大多可恢復。
    c. 疤痕攣縮，導致眼瞼外翻。開刀處有傷疤，但疤痕大多隱藏於隱密處或口內，所以相對來說，並不明顯。

2.短時間內因為無法正常進食，會有體重減輕的現象，大約在五～十公斤，尤其是裝置有頷間固定器的患者為甚。

3.裝在病患骨折處的骨材，可能因為時間長久，或病患自我照護不佳，而產生鬆脫、移位等情形。

手術成功或失敗的因素

除了醫師的經驗、技術，患者的年齡、慢性疾病、創傷的嚴重度、病患術後復健的配合度等，都會影響手術的結果。

林志明醫師的貼心囑咐

1.在受傷初期與術後早期務必加強冰敷，約冰敷二十分鐘，休息五～十分鐘，以避免患部過度腫脹，且可加速消腫。

2.在術前術後或因疼痛、傷口影響、張口困難，以致無法正常飲食，甚至需放置鼻胃管或口胃管來協助進食，因此這類病患幾乎都會有體重減輕的情形，但千萬別因為口腹之欲，而不忌口，不遵從醫師指示，任意進食，以致影響傷口復原或骨折處的癒合，甚而造成感染。

3. 無論是術前或術後，如果口內有傷口或固定器，務必加強口腔清潔，可以選擇使用洗牙機或較小的牙刷，以及漱口水來加強清潔。
4. 現在有3D電腦斷層合成圖可以增加病患或家屬對創傷嚴重程度的認知。
5. 病患和家屬應詢問醫師：確知骨折處、麻醉方式、手術的適應性、術後照顧注意事項、進食時機、方式、復健時機等問題。

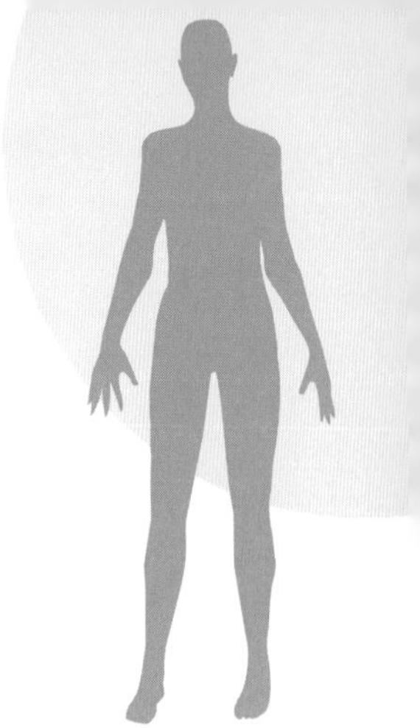

游離皮瓣移植手術

林志明 醫師

案例

八十三歲的林姓阿嬤，患有多年的糖尿病，加上下肢動脈阻塞，血液循環差，一個小小的傷口感染，由於疏於照顧，使得她的右腳從腳背到小腿逐漸潰爛，形成一個大約十八×十公分大小的傷口。媳婦帶她來看診時，她緊抿著嘴，皺著眉，指著那個覆蓋著一層厚厚潰爛組織的傷口，既痛又怕的樣子。讓我納悶的是，這麼大一個傷口，怎麼能拖延這麼久，等到變成了壞死性筋膜炎才來看醫生？

經過刮除壞死組織、清潔傷口後，深部的肌腱、骨頭都外露出來。最好的辦法就是做游離皮瓣移植手術。我利用她自體同側大腿的肌肉來取代已經潰爛的腳背組織，並覆蓋外露的肌腱、骨頭，再用同側大腿的皮膚來覆蓋已完全不存在的腳背皮膚。

林阿嬤出院時傷口已經完全癒合，但後續仍需要進行復健治療。

什麼是游離皮瓣移植手術？

人體身上各部位組織在正常情況下，或多或少都有自行修補的能力，例如因跌倒、擦傷而破掉的皮膚，通常在經過一段時間的照護後，會再度生長、形成新的皮膚。但是當身體組織受損嚴重，或壞死過多時，就可能會失去自行修補的能力，而需要透過游離皮瓣移植手術，將身體正常、位於較隱密部位的皮膚、肌肉（例如位於胸部、腹部、臀部、大腿、手臂等），切割、移植到受損部位的皮膚、肌肉上。

游離皮瓣移植手術是根據患部的大小、缺損的組織結構，以及修復後的形態功能的需要，切取適宜的皮瓣覆蓋患部；游離皮瓣可以有多種組織成分，例如皮膚、血管、神經、肌肉或骨骼；當移植到患部時，需利用顯微鏡做微小血管之接合，所以手術時間較一般手術長。

適應症

功能性：如斷指、顏面麻痺、骨骼壞死、疤痕攣縮活動受限、糖尿病足等。

非功能性：乳房重建、腫瘤切除手術後重建、燒燙傷重建等外觀上的需要。

不進行手術的風險

考慮進行游離皮瓣移植手術的傷口多為複雜性的傷口（功能與外形），如已有嚴重感染，且骨

游離皮瓣移植手術常見案例

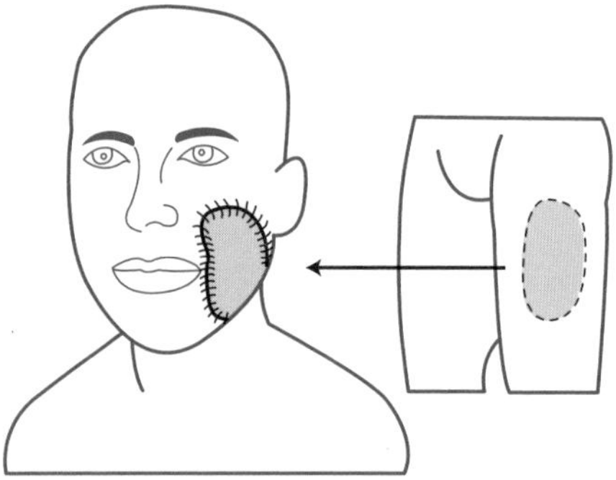

由大腿部位取皮，補皮至臉部

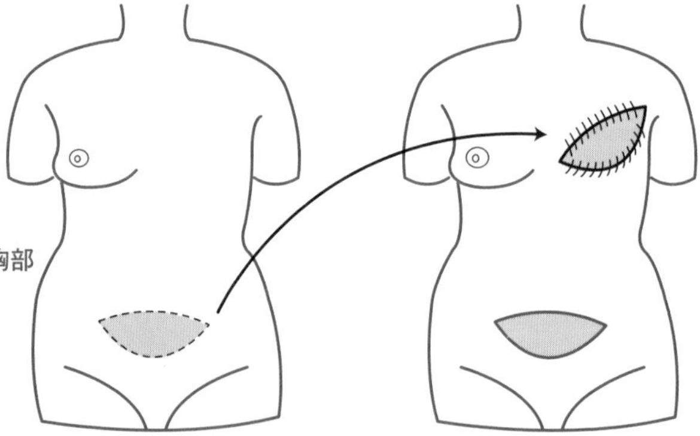

由腹部取皮，補皮至胸部

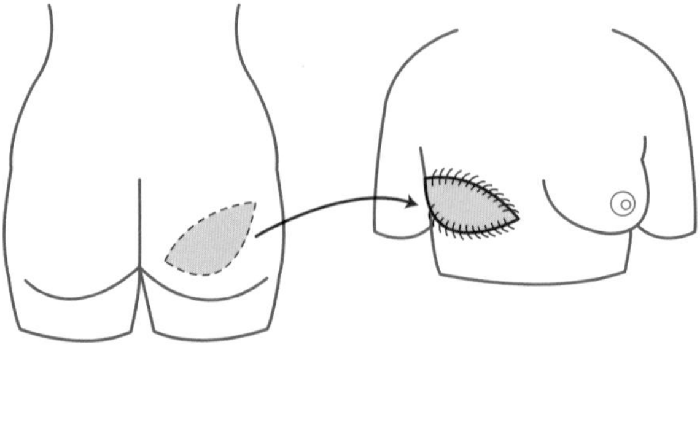

由臀部取皮，補皮至胸部

骼、血管、神經、肌腱等重要組織外露，若不採取重建手術，可能會有高度感染、血管破裂、神經肌腱壞死等的風險。

禁忌症

老年人合併有高血壓、心臟病、心肌梗塞、氣喘、腎臟病、糖尿病等慢性疾病的患者，進行游離皮瓣移植手術，比較容易產生併發症；另外，這類的患者因身體承受麻醉的適應力較差，需要經由醫師診斷、評估後，再決定病患是不是適合進行手術。

替代方案

補皮、局部皮瓣手術，或保守性換藥治療亦可協助病患傷口復原，但是否可行，仍需醫師專業評估。

手術的進行方式

手術前

1. 患者於手術前兩週應停止吸菸及避免吸二手菸，因香菸中的尼古丁會造成血管攣縮。

游離皮瓣移植手術

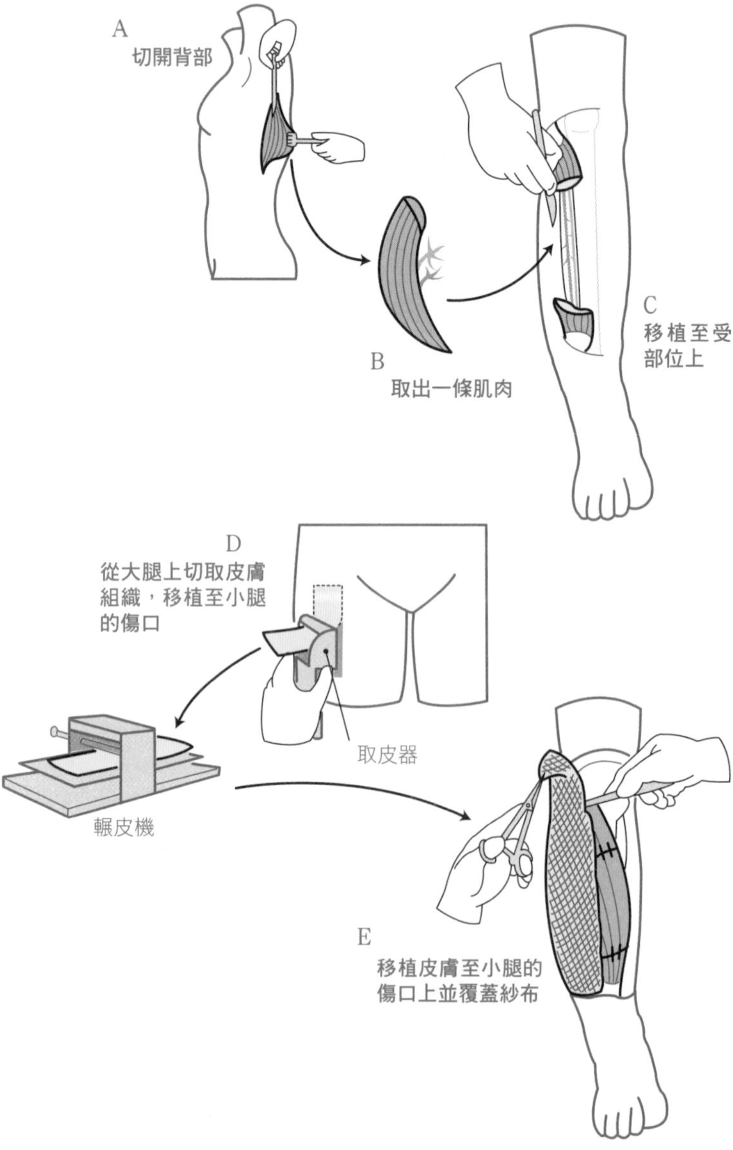
A
切開背部
B
取出一條肌肉
C
移植至受損的部位上
D
從大腿上切取皮膚組織，移植至小腿的傷口
取皮器
輾皮機
E
移植皮膚至小腿的傷口上並覆蓋紗布

2. 若有慢性疾病及服用藥物者，需告知醫師。
3. 手術後將臥床較久的病患需在手術前學習深呼吸和有效的咳嗽方法，預防肺炎發生。
4. 手術進行前，病患需要接受常規驗血、胸部X光、心電圖等檢查。
5. 病患或家屬須簽署手術同意書、麻醉同意書、輸血同意書；病患並且須於手術前空腹八小時。（請參考〈認識安全的麻醉〉、〈認識手術〉）

手術中

醫師從正常部位的皮膚、肌肉上，切割起與受損部位大致相同大小、形狀的皮膚、肌肉、骨骼，接著再將切割起的皮膚、肌肉、骨骼縫合固定，移植到受損的部位上，完成手術。

手術中，如果手術時間過長，醫師會為病患裝置導尿管，協助病患排放尿液。醫師也有可能會裝置引流管在患部，引流傷口內的血水。

手術時間大概是三～六小時，但是可能會因為病患的傷勢與個人體質的不同，手術時間也有所不同。

手術後

1. 手術後，醫師會確認病患身體狀況，然後將病患轉至加護病房，或移送至恢復室觀察大概一小時，等待病患身體狀況穩定後，再移送至一般病房。
2. 手術後患者身上可能留置有鼻胃管、引流管、導尿管及靜脈注射管等，應保持通暢，避免拉扯。

3. 引流管可能會留置三～七天，待重建皮瓣的循環情形穩定即可拔除。
4. 手術後需平躺幾天，以免血管因活動拉扯收縮或壓迫而導致血管栓塞或血管撕裂。
5. 醫護人員會密切觀察重建皮瓣的血液循環及傷口癒合狀況。
6. 菸及二手菸都會讓血管攣縮，因此，病患和所有照顧者都不可抽菸，身上也不可有菸味。
7. 患者的手術部位在口腔時，手術後留置有氣管內管或氣切管，痰多時需護理人員協助抽痰。需經醫師評估患者自行呼吸的功能良好後，才可移除氣管內管或氣切管。
8. 接受口腔腫瘤切除手術的患者，每二～四個小時需清洗口腔，預防口腔內傷口感染。
9. 手術後要注意顯微重建部位的循環狀況；如有異常，可能需要再次手術探查處理；因此手術後當天仍須禁食，隔日依醫師指示才可進食或由鼻胃管灌食。
10. 手術後五～七天內必須臥床休息；每二小時協助患者翻身、拍背，以免發生褥瘡，增加感染的機會。患者須做深呼吸及有效咳嗽運動，避免臥床久了導致肺炎。
11. 住院期間如有發燒情形，應告知醫護人員處理；不可自行以局部（患側）冰枕處理，以免造成血管攣縮，影響皮瓣血液循環。
12. 手術部位不可使用冷敷和熱敷，以免造成血管傷害或血腫。
13. 經醫師同意後，才可下床活動。
14. 約七～十四天拆線。
15. 若患者復原狀況良好，約手術後一週即可出院。

出院後的注意事項

1. 患者須依醫師指示傷口換藥，並持續門診追蹤治療。
2. 經補皮手術的患者，傷口癒合的部位應定時補充乳液、嬰兒油或凡士林。
3. 為維持肢體正常功能，請依復健治療師的指導持續復健運動。
4. 手術後三～六個月，飲食應攝取溫熱飲食；嚴禁冰冷和刺激性的食物，以避免手術部位血管攣縮，而影響手術部位的復原。
5. 病患如果有傷口出血、發燒、傷口部位紅腫、血水滲出、劇痛等情形時，應該盡速回診就醫。

手術的風險和併發症

任何手術都可能發生出血、感染、血栓、對麻醉藥過敏的風險（請參考〈認識手術〉、〈認識安全的麻醉〉）。

游離皮瓣移植手術可能發生的風險和併發症有：

1. 游離皮瓣移植手術的成功率大約是九五％。手術後因傷口血液循環不良，需再接受第二次手術的機率大概是五％。
2. 因手術後注射促進血液循環的藥物，有可能引發手術後血腫或出血，而必須再接受血塊清除手術。

3.接受顯微縫合之血管有可能因血栓或血管痙攣造成血液循環不良，而必須再接受血管探查手術。
4.皮瓣之供皮區經縫合或植皮，可能有血腫、感染，及將來疤痕肥厚等併發症。
5.顯微手術後須完全禁絕香菸（包含二手菸），因尼古丁會造成血管攣縮，導致血液循環不良。
6.無法配合手術、曾接受放射線治療、抽菸的患者有較高的失敗率；年紀大的患者，有嚴重慢性病（如心血管疾病、糖尿病）的患者，手術後併發症也較多。
7.其他可能的併發症還有：傷口癒合不良、皮膚瘻管、傷口感染、疤痕攣縮等。

手術成功或失敗的因素

1.整體醫療團隊的經驗。
2.患者的年紀、是否吸菸、是否有凝血功能異常、血脂過高等情形。
3.手術可能引起的風險和併發症，如血管栓塞、皮瓣壞死、感染、傷口癒合不良等。

林志明醫師的貼心囑咐

1.游離皮瓣移植手術，就整型外科來說，仍是一個大手術；但隨醫學進步，經驗累積，成功率

一般均大於九成五，唯患者仍須與醫師密切配合，例如禁菸、盡量避免大動作的活動，才能提高手術的成功率。

2. 病患和家屬應詢問醫師：確知皮瓣選擇的部位、術後照顧的注意事項、進食時機和方式、復健時機等。

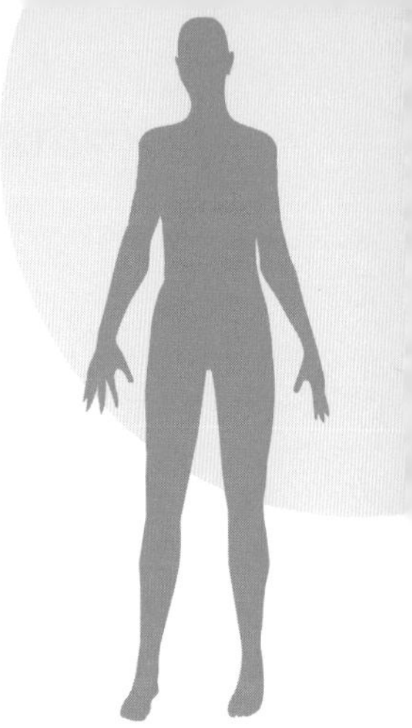

內視鏡狐臭刮除手術

邱智弘 醫師

案例

就讀高中的蔣小姐，原來是位活潑聰明的好學生，大約從國中三年級開始，因為體味越來越強烈，同學們在和她對話時往往會刻意退後一步，或者盡快結束談話；有時不認識她的同學走過她身邊，還會做一個捏鼻子的鬼臉；安排座位時，也沒有人要坐在她的旁邊；老師還問過她有沒有每天洗澡，讓她非常受傷。夏天時她一流汗，制服兩邊腋下就一片汗漬，她自己都可以聞得到那令人難堪的狐臭；長久下來，運動服腋下各有一塊黃斑，怎麼刷洗都去不掉；所有衣服都有那種味道。

蔣小姐的媽媽看得出來女兒為狐臭問題悶悶不樂，老是低著頭，越來越畏縮的樣子，朋友明顯變少了，出去玩的機會也少了。蔣太太是過來人，仍然記得自己年輕時的挫折感。雖然蔣太太曾為治療狐臭而試過不少的藥物或止汗劑，可說經驗豐富，但還是決定帶女兒去整型外科以手術解決。到了診間才得知，現在已有內視鏡狐臭刮除手術，比傳統手術的傷口小很多，於是決定兩人一起解決這個會惱人一輩子的毛病。

什麼是狐臭？

人體的汗腺有二種。一種是小汗腺，數量最多，幾乎全身都有其分布，主要的用途是排泄水分以及少量的鹽分。另一種為「頂漿腺」，又稱大汗腺，相對於小汗腺，數目少很多，主要分布在皮膚的真皮層，開口於體毛根部，大多生長在腋下、陰部、眼皮、眉毛間及外耳道，其中以腋窩最多；由於它的分泌液含有油脂，較為黏稠，本來是無色無味的，但當與皮膚上的細菌接觸，被細菌分解，便會散發出強烈的味道。狐臭不是病，只不過是大汗腺較發達而已，但它卻容易造成人際關係上的困擾。

狐臭有遺傳的傾向，據研究，父母親都患有狐臭，其子女有六〇%～八〇%的機率會有狐臭；若父母僅一方有狐臭，其子女有五〇%左右的機率。由於受到性荷爾蒙的影響，狐臭大多開始於青春期；當青少年有嚴重的狐臭，不僅在心理上會產生無形的壓力，甚至因此阻礙正常的人格發展。

哪些人較易患有狐臭：

1. 家族遺傳。
2. 油性膚質。

3. 耳垢潮濕：外耳道也分布有頂漿腺，也是因頂漿腺的分泌較旺盛使耳屎潮濕，所以耳垢潮濕的人大多有狐臭。
4. 過多腋毛：頂漿腺的開口在體毛根處，頂漿液會經由毛孔排出，所以毛孔多的人，頂漿液分泌物相對的也增加。
5. 患有多汗症：有狐臭的人大多同時患有多汗症，患有多汗症的人不一定有狐臭。
6. 肉類及乳製品攝取過度：攝取過多動物性脂肪，會增加頂漿腺分泌物裡脂肪的成分，會形成更濃的體味。
7. 有喝酒習慣，也會造成頂漿腺分泌旺盛。

什麼是內視鏡狐臭刮除手術？

內視鏡狐臭刮除手術是從腋下開一個約〇．五公分的小切口，伸入旋轉刮刀將頂漿腺刮除。
與傳統刮除手術比較，優點有：

皮膚的構造

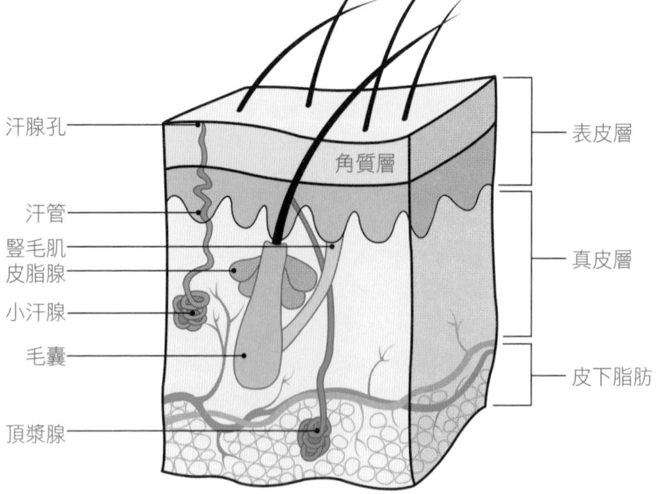

1. 傷口小。疤痕於一、二個月後即幾乎看不出來。
2. 復原快。手術五天後即可碰水洗澡，且不會發生皮膚壞死的後遺症。
3. 手術時間短。手術時間約四十分鐘，較傳統切除法節省了一半以上的手術時間。
4. 效果極佳。可去除八〇%～九〇%以上的頂漿腺，優於傳統切除手術。

適應症

1. 腋下嚴重的出汗。
2. 明顯的體味。
3. 為人際關係考量。
4. 藥物治療及止汗劑效果不佳的情況。

不進行手術的風險

只是會有體味，沒有任何風險。

禁忌症

1. 對麻藥過敏的患者。

2.免疫力較差的患者，如糖尿病控制不佳、自身免疫疾患、菸癮大的病人等，因較容易發生傷口感染，必須審慎評估。

替代方案

1.生活上的控制：
盡可能少流汗、穿易吸汗的棉質衣服、保持乾爽、常洗澡；可減少異味，但不能完全消除。

2.使用止汗劑、收斂劑等：
可以減少流汗、降低體味；但不能完全消除狐臭，也不能根除。

3.藥物治療：
效果有限。

4.注射肉毒桿菌：
把適量的肉毒桿菌注射到腋下，減少汗液分泌，進而減少體味。不過，每次注射的成效只能維持六個月左右。

5.皮下抽吸術：
利用抽脂手術的原理，在腋下切開一個約〇．五公分的切口，用抽脂吸管將真皮間的頂漿腺抽出，可去除五〇％～六〇％的頂漿腺。好處是傷口小、照顧容易、復原快，約三天後即可碰水及正常活動；缺點是不能完全根治，較嚴重的患者並不適用。

6.電燒療法：

以極細的電針插入腋下毛囊及附近的頂漿腺，再通電破壞毛囊及頂漿腺。優點是可以降低體味，也可脫毛；缺點是因毛囊方向和頂漿腺位置不易確定，效果很難掌控，復發機率較高。

7.傳統刮除手術：

與皮膚紋路平行切開一個約五公分的切口，將腋毛分布範圍內的真皮組織含頂漿腺都刮除，留下薄薄的皮膚，縫合時傷口長度總長約八～十公分。優點是可以將頂漿腺幾乎完全刮除，不易有殘留味道；缺點是傷口較長、疼痛度較高、需要約一週以上的換藥照顧、復原期較長，腋下傷口癒合不良的比例較高、皮膚壞死、組織攣縮等可能發生的風險和併發症。

手術的進行方式

手術前

內視鏡狐臭刮除手術是門診手術，手術前一晚需要清洗腋下欲接受手術的部位，並將腋毛刮除乾淨。

手術當天的準備：

1.出門前再次清洗腋下部位。

2.不要使用任何化妝品或保養品。

3.手術當天穿著前扣式的寬鬆衣服，以方便手術前後的穿脫；也不要配戴首飾。

4.手術前醫師會解釋手術的進行方式、可能的風險和併發症等；患者需簽署手術和麻醉同意書。（請參考〈認識手術〉、〈認識安全的麻醉〉）

手術中

手術於局部麻醉下進行。首先在腋下皮膚皺褶前緣開個〇．五公分的小切口，藉由內視鏡將皮下組織與筋膜分離後，將旋轉刮刀由切口置入皮下，把位於真皮層及皮下脂肪層的頂漿腺刮除，同時由導管吸走刮除的組織。手術過程中會在每個方向來回進行刮除動作，盡量去除頂漿腺。最後，利用內視鏡檢查真皮層及皮下脂肪層的頂漿腺是否刮除乾淨，並同時止血；置入引流管後，將切口縫合。

手術時間約四十分鐘～一小時。手術後可以馬上回家。

出院後的注意事項

1.手術後隔天回診，醫生會將引流管拔除。
2.兩側腋下各約一公分的縫合傷口，以一般傷口照護方式即可，每天清潔、換藥。七天後回診拆線。
3.手術後可恢復日常生活；手術後七天內避免激烈運動，如游泳、打羽球、棒球、舉重等。
4.抽菸的患者應於手術後禁菸約七～十天，以降低傷口皮膚壞死的機率。

手術的風險和併發症

一般手術和麻醉的風險和併發症請參考〈認識手術〉、〈認識安全的麻醉〉。

內視鏡狐臭刮除手術可能造成的風險與併發症有：

目前內視鏡手術是採局部麻醉，發生併發症的機率極低，僅有少數會有傷口感染、皮膚壞死等現象；若患者有抽菸的習慣，相對風險會提高。

一般患者最擔心、害怕的是什麼？如何解決？

因為腋下神經、血管豐富，患者最擔心的是手術中可能傷及這些組織，引起日後功能障礙。

其實手術只將皮下頂漿腺刮除，不會觸及深部的神經和血管。

邱智弘醫師的貼心囑咐

內視鏡狐臭刮除手術是降低腋下頂漿腺的數目，並非將腋下頂漿腺完全清除乾淨，所以手術後腋下仍會有些許的體味及汗液分泌；但手術後的改善，已可使狐臭的患者恢復正常的社交和人際關係。

胸腔外科

食道癌切除手術
肺癌切除手術

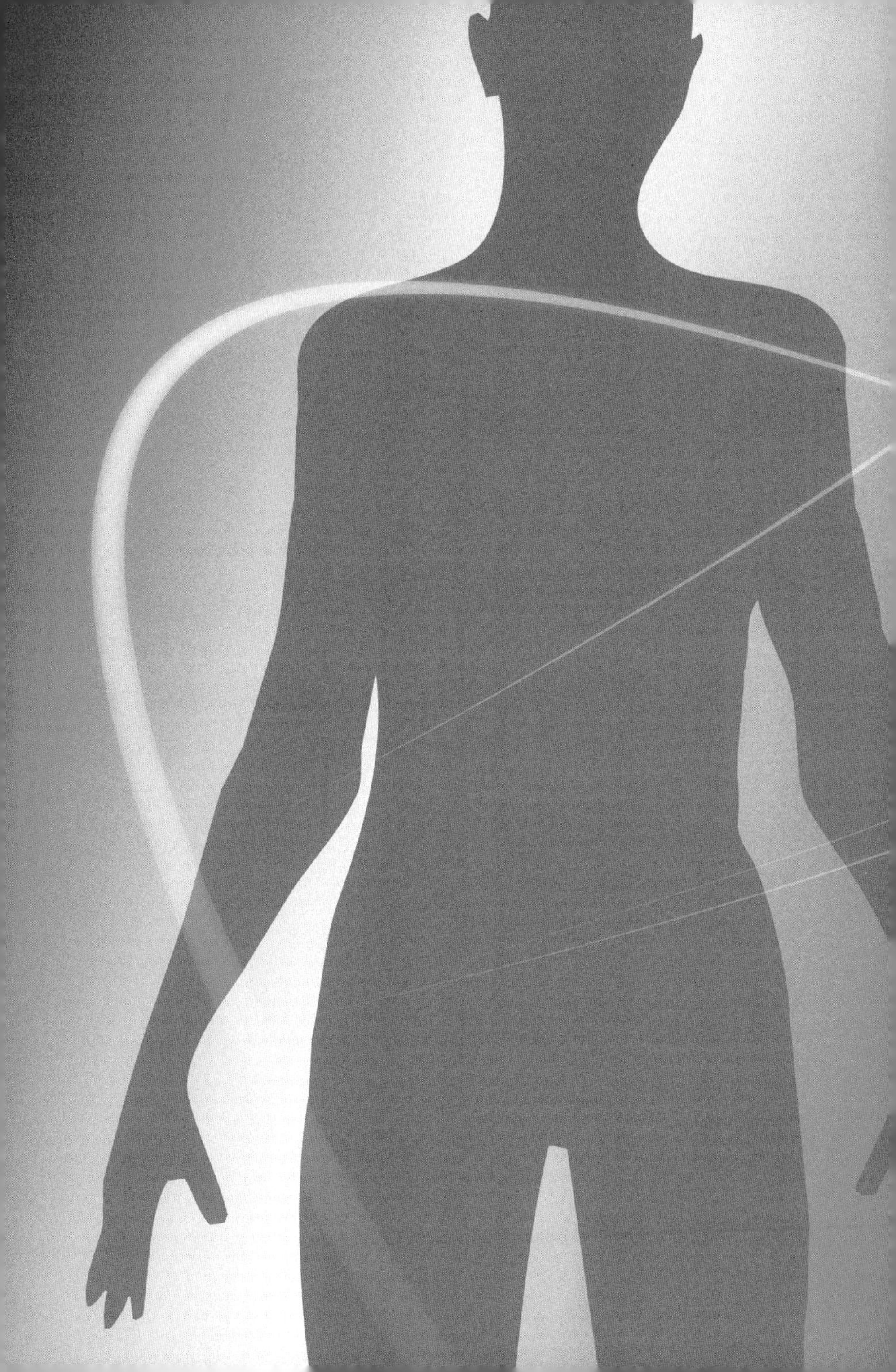

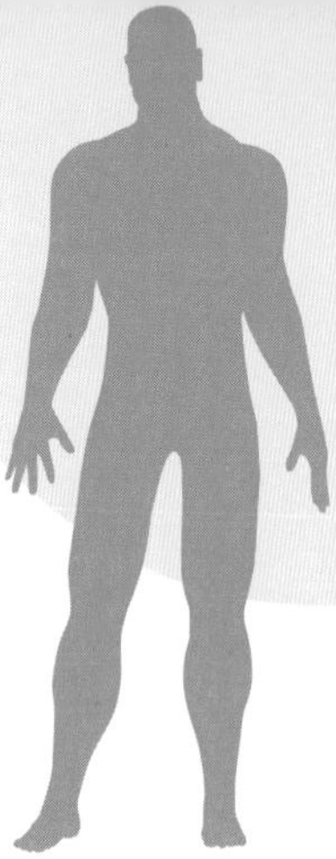

食道癌切除手術

簡迺娟 醫師

案例

蔡先生是位報社記者，一輩子都在臺灣南部跑新聞，和社會上形形色色的人交往，每天都有推不掉的、不能推的飯局和應酬，菸、酒、檳榔更是熱絡人情的必需品。長期的大吃大喝，加上每晚截稿的壓力，消化系統的病痛總是日夜相伴。

現在數位資訊發達加上經濟不景氣，逼得報社裁員以求生存，也讓四十八歲的蔡先生每天都在擔心著中年得另找工作的可能性，吃飯都吃得不舒坦。

說到吃飯的感覺，最近蔡先生老覺得吃東西卡卡的，好像有東西在喉嚨裡，吞嚥的時候很不舒服；加上胃也常脹氣、胃酸過多，於是決定到醫院檢查。

就診時，我問了他的症狀，又問他是否抽菸、喝酒、吃檳榔，他說都有，再經過胃鏡檢查，證實了我的初步判斷——食道癌。

什麼是食道癌？

食道分為頸部和胸腔內上、中、下四段。頸部和胸腔內食道上、中段的惡性腫瘤通常是鱗狀上皮細胞癌，食道下段則常是腺癌；其中以食道中段的發生率較高。

食道癌生長快速，加上附近有豐富的淋巴，因此很早期便可經由淋巴向外蔓延。食道癌的發生主要與長期的抽菸、飲酒、嚼檳榔有關係；另外，胃食道逆流則是引起食道下段腺癌的主因。

食道癌的主要症狀有：吞嚥困難（通常在腫瘤堵塞六〇％以上的食道時才會發生）、吞嚥疼痛、胃食道逆流、呼吸惡臭、嘔吐、慢性咳嗽、聲音沙啞等。

食道結構

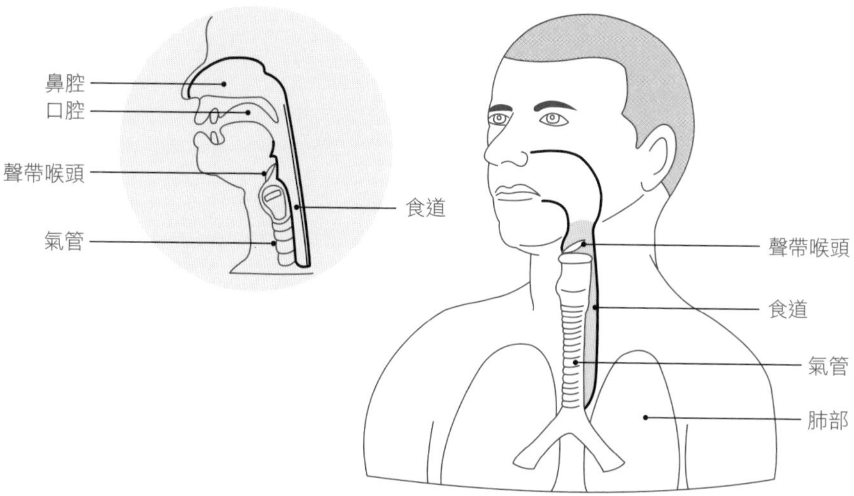

食道癌的分期與治療選擇

期別	腫瘤的範圍	治療的選擇
第〇期	黏膜細胞嚴重分化不良。	以內視鏡局部切除為主。
第一期	腫瘤侷限於黏膜及黏膜下層。	1. 手術切除。 2. 化學及放射線治療，合併或不合併手術。 3. 其他的新式治療。
第二期A	腫瘤侵犯到肌肉層或漿膜層，無淋巴轉移。	1. 手術切除。 2. 化學及放射線治療，合併或不合併手術。 3. 其他的新式治療。
第二期B	腫瘤侵犯到肌肉層或黏膜層、黏膜層下層，且有局部淋巴轉移。	
第三期	腫瘤已侵犯到鄰近器官組織，或侵犯到漿膜層，且有淋巴轉移。	1. 手術切除。 2. 化學及放射線治療，合併或不合併手術。 3. 其他的新式治療。
第四期	腫瘤轉移到其他器官組織，或非局部的淋巴節。	1. 放射線治療以緩解症狀並改善生活品質。 2. 支架或雷射或電燒灼治療以緩解症狀並改善生活品質。 3. 化學治療。
復發性腫瘤	經過治療後的腫瘤在原位復發，或在其他部位復發。	1. 使用第四期的治療以緩解症狀，並改善生活品質。 2. 其他手術前或手術後的新式治療。

什麼是食道癌切除手術？

食道癌切除手術是用手術的方式切除大部分食道，再進行食道重建手術，以胃、大腸或一段小腸來銜接被切除的兩端。早期的食道癌可用微創手術，以內視鏡切除腫瘤，好處是傷口較小、感染率低、復原較快；晚期的食道癌因為侵犯的範圍較大，需要傳統開胸手術才能清除乾淨。

大約八〇%的患者在手術後可以解決吞嚥的問題，因此營養狀況也得以改善。

適應症

食道癌第一、二、三期的患者都應優先考慮接受手術治療，手術後五年存活率將可提高三五%。

不進行手術的風險

若不治療，癌細胞蔓延、轉移，患者可能於半年後死亡。

內視鏡微創手術

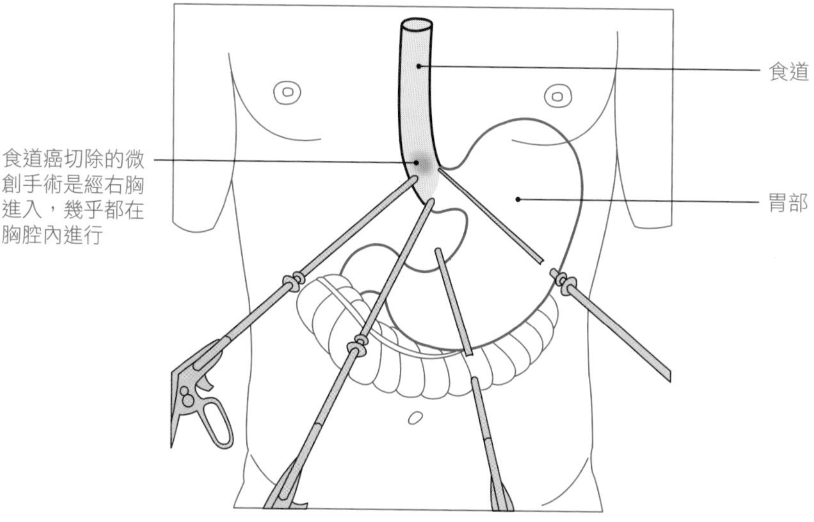
食道
食道癌切除的微創手術是經右胸進入，幾乎都在胸腔內進行
胃部

禁忌症

1.患者本身年紀大、營養差、有嚴重的心臟血管、腦部病變等重大疾病。
2.位於頸部、食道上部的食道癌在進行切除手術時的風險較高。
3.癌細胞已轉移，第四期和復發的食道癌患者。

替代方式

1.放射線治療配合化學治療的治療方案：
通常食道癌切除手術加上放射線治療及化學治療是一種治療方案，對不適合施行手術的患者，可以考慮這個治療方案。
a.對於轉移性食道癌，或無法進行切除手術的食道癌患者。
b.可以增加未來手術治療的可能性。
c.化學治療合併放射線治療比單純接受放射線治療的病患有較高的五年存活率。
d.手術治療與放射線治療效果相差不多，但手術治療後的生活品質較好。
e.化學治療及放射線治療都有副作用和併發症，例如掉髮、噁心、嘔吐、失去食慾、憂鬱症等。
2.其他治療方案：

內視鏡探條或汽球擴張術，常用於暫時性解決腫瘤引起的食道狹窄問題，軟管或可膨脹性金屬支架也常用於維持食道的通暢，對於無法手術的末期患者，可以改善生活品質。

手術的進行方式

手術前

1. 戒菸和做呼吸訓練：為了保持肺部清潔，減少痰液的產生，使手術後肺部擴張良好，最好於手術二個月前開始戒菸，二週前開始練習有效的呼吸和咳痰動作。
2. 營養支持：術前營養不良的病人必須先補充營養。
3. 腸道準備：在食道重建手術過程中，有些患者需要使用大腸代替切除的食道，所以要在手術前三天做腸道的準備。
   a. 手術前三天開始進食低渣飲食。
   b. 手術前三天開始進食清流質，並配合瀉藥使用。
   c. 手術前一天口服抗生素，抑制細菌生長。
4. 手術前一天辦理入院手續；由醫師解釋手術進行的方式、風險和併發症；患者或家屬簽署手術、麻醉、輸血同意書。（請參考〈認識手術〉、〈認識安全的麻醉〉）
5. 刮除手術同側的胸、腹部及腋下毛髮。
6. 抽取三～五毫升的血液驗血，以備手術輸血之需。

6. 注射預防性抗生素。

7. 手術前一晚，午夜後禁食。

手術中

食道癌切除手術除去惡性腫瘤的病灶和周邊組織，加上食道重建，讓患者可以恢復進食，用於治療第一、二、三期的食道癌較有成效。較常用的手術大約可分三類：

1. 食道切除手術：

適用於大部分食道癌。將絕大部分食道及胃賁門切除，鄰近食道的淋巴結也一併廓清；再進行食道重建手術。

2. 食道胃切除手術：

適用於食道腺癌。手術時必須切除食道下端和胃的一部分或(需要時全胃切除）再進行食道重建手術。

3. 空腸造瘻術：

對於食道完全阻塞的患者，或在前兩項手

食道切除手術

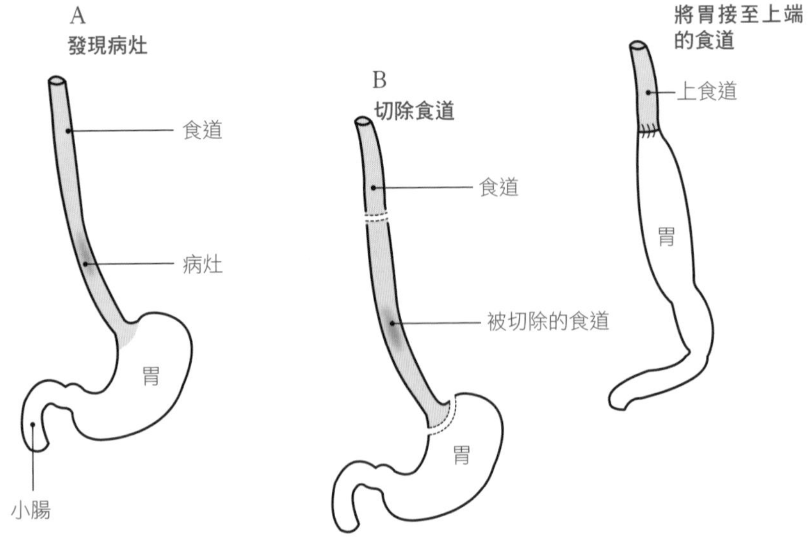

術後的患者還無法由口進食之前，可考慮以「胃造瘻」或「空腸造瘻」進行胃腸灌食的營養支持。

手術時間約六～八小時。

手術後

1. 手術後患者被送至恢復室或加護病房，因患者有氣管內管留置，不能說話，雙手約束。
2. 手術後在患者身上留置的管道有鼻胃管、胸管、靜脈點滴注射管、導尿管、傷口引流管、疼痛控制管，及部分患者有空腸造瘻管等。須保持管道暢通，不可自行拔除。醫護人員會監看患者的復原情況，決定拔除管道的時間。
3. 患者須練習有效的呼吸、咳痰等動作，清除痰液。
4. 傷口疼痛難耐時可告知護理人員，依醫囑給予止痛劑，或按壓疼痛控制鈕。
5. 發燒達攝氏三十八．五度時，應通知醫護人員處理。
6. 傷口每天由醫護人員換藥。當覆蓋於傷口或胸管上的紗布滲血時，須告知護理人員處理。
7. 手術後第二天開始做復健運動，盡早下床活動。
8. 七～十四天可以出院。

出院後的注意事項

1. 戒除菸、酒、檳榔等致病因子。
2. 手術後若有胃食道逆流的併發症，飯後須等一～二小時，待胃排空後才可躺下休息；睡覺時可將枕頭墊高三〇～四五度；嚴重的情況需做胃鏡檢查，以制酸劑控制。
3. 多食用高纖維的蔬果，以幫助正常排便。
4. 手術後三個月內持續呼吸訓練。

手術的風險和併發症

所有手術和麻醉都有潛在的風險和併發症，如出血、感染、血栓、麻醉藥過敏等，請參考〈認識手術〉及〈認識安全的麻醉〉。

食道癌切除手術是消化系統外科手術中，最複雜及風險較高的術式，其可能引起的風險及併發症包括：

1. 最常見的併發症是吻合處滲漏，其發生率是五～二〇％。
2. 大約一〇～十五％在吻合處有結痂，導致食道狹窄，吞嚥困難，嚴重時可利用內視鏡氣球擴張術來擴張。
3. 由於食道下端的賁門括約肌被切除，手術後約八〇％的病患會有胃食道逆流的症狀。

4.手術後胃的功能遲緩，導致容易噁心、嘔吐。
5.手術中發生心臟或肺部的血栓症。
6.胸腔感染、膿瘍。
7.菌血症、中風、心肌梗塞、心律不整、肺炎、肺擴張不全。
8.死亡率約五～一〇%。

手術成功或失敗的因素

1.疾病本身的嚴重程度。
2.病人身體健康狀況。

簡迺娟醫師的貼心囑咐

請戒除菸、酒、檳榔，這些惡習對健康只有壞處，沒有好處。身體有症狀時一定要盡早檢查，切勿諱疾忌醫。

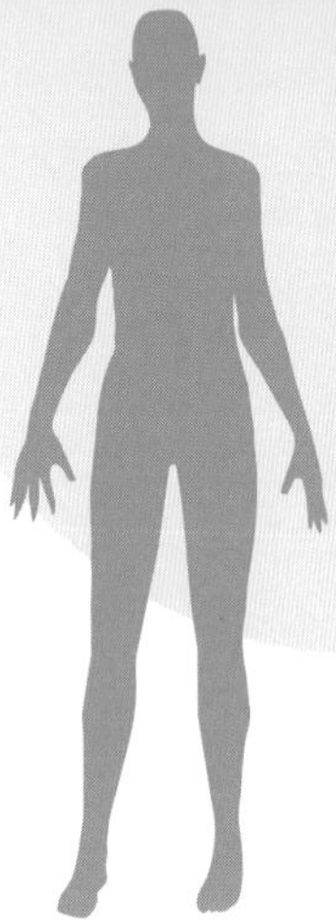

肺癌切除手術

簡迺娟 醫師

案例

四十七歲的陳太太是位成功的職業婦女兼家庭主婦。這幾個月來咳嗽很嚴重，還有胸悶痛的情形出現，最近並無感冒跡象，以為是以前的感冒沒治好，就買了喉糖、咳嗽糖漿之類的東西止咳；後來咳出來的一點點痰還帶有血絲，陳太太就開始擔心了，更怕看醫生。最後她咳出了血塊，嚇得她的家人趕快押著她來看診。

經過電腦斷層掃描的檢查，證實陳太太的肺部有腫瘤，以經皮細針抽取組織檢體，化驗結果是肺腺癌，證實了陳太太的憂慮：即使她沒有抽菸的經驗，也逃不過家族遺傳的宿命——陳太太的父親、祖父都曾經是肺癌的患者。

什麼是肺癌？

肺癌是肺部細胞生長異常的結果，這類細胞可能會轉移，或侵犯到相鄰的組織或其他器官，例如骨頭、肝、腦、兩側腎上腺及骨髓等。根據衛生署的最新統計，肺癌是臺灣地區癌症死亡原因第一位，也是全世界癌症死亡原因的第一位。

肺癌一般常見的症狀有：

肺部結構與肺癌

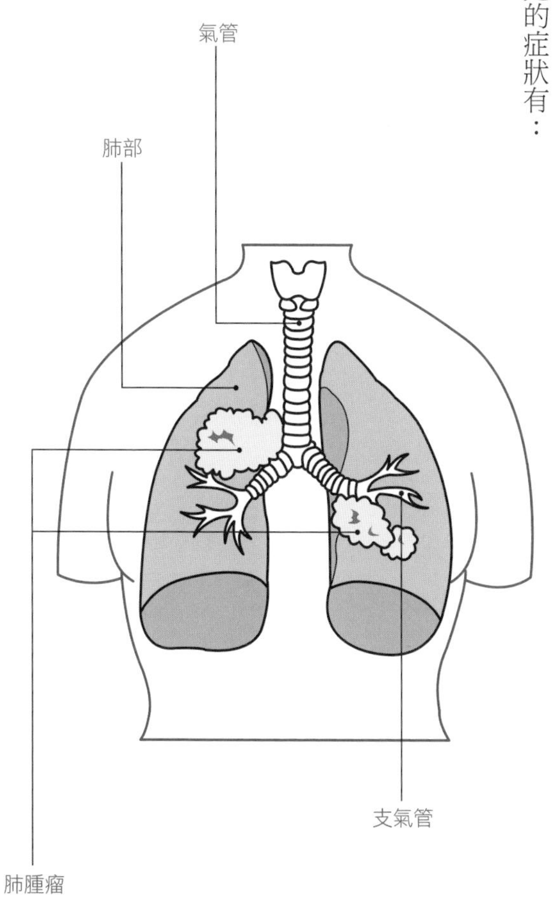

咳嗽（咳血）、胸痛、哮喘、呼吸急促、聲音沙啞、肋膜積水、體重減輕等；部分患者沒有明顯症狀，卻在健康檢查時發現。

肺癌的分類：非小細胞肺癌、小細胞肺癌

	類別	特徵	治療
非小細胞肺癌	約有大於八五%的肺癌屬於這一類。主要有鱗狀上皮細胞癌、支氣管肺泡癌、肺腺癌、大細胞癌等。	生長較緩慢，轉移也較晚。早期發現病例只占二五%，可切除率只有十五～十八%。	以手術切除為主，以化學治療和放射線治療為輔。
小細胞肺癌	約十二～十五%的肺癌屬於這一類。	生長較快，發生轉移的時間也較快。	主要以化學治療為主，放射線治療為輔，大多數在兩年內復發。

非小細胞肺癌的分期和治療方式：

根據二〇一〇年美國癌症聯合委員會的分期法，非小細胞肺癌可分為一～四期：

	症狀	治療方式
第一期A、B	原發腫瘤小於或等於三公分，或大於三公分，但遠離隆突（左右兩側連結支氣管處）至少二公分以上，沒有淋巴結轉移。	手術治療，再輔以化學治療。
第二期A、B	腫瘤可以是任何大小，已侵犯到肺壁、橫膈或是縱膈側的肋膜或心包膜，或已轉移到支氣管旁及同側肺門淋巴結的現象。	手術治療，然後化學治療。

第三期A	腫瘤已侵入胸壁、橫膈膜、心包膜、縱膈腔膜，或同側縱膈淋巴結。	考慮先化學治療，再行手術，之後再化療或合併放射線治療。
第三期B	腫瘤已侵犯到肋膜腔，有惡性心包膜或肋膜積水，多發性腫瘤，迴返神經或脊椎骨侵犯，大血管、氣管或食道侵犯，或有對側淋巴結、同側鎖骨上淋巴結轉移。	化學或放射治療。
第四期	病灶已經轉移到如肝、腦、骨頭或骨髓等器官。	化學治療，或局部放射線治療。

部分資料來源：癌症希望協會

非小細胞型肺癌在第一、二、三A期的治療主要以手術為主，有淋巴轉移的患者，於手術前後可以化學治療或放射線治療來輔助，但對蔓延到鄰近重要器官者（第三B期），或有遠處轉移（第四期）的患者，無法手術治療，可接受化學治療；若有骨頭轉移、腦部轉移或阻塞性肺炎等併發症者，主要以放射線治療來改善症狀。

什麼是肺癌切除手術？

在所有的肺癌患者中只有約二〇～四〇%的患者可以施行手術治療，通常都是侷限性的肺癌患者。手術的目的是切除已經病變的局部肺部、附近淋巴結和組織。

適應症

1. 較早期的肺癌，包括第一、二期以及部分第三A期。
2. 身體情況足以負荷肺癌切除手術，例如血管、心、肝、腎功能佳的患者。

不進行手術的風險

施行切除手術對早期肺癌有治癒的機會；若不治療，癌細胞擴散，可能導致死亡。

禁忌症

1. 年邁體衰，嚴重的心肺功能疾病，或最近有心絞痛的患者。
2. 有嚴重肝、腎疾病、糖尿病的患者。

替代方式

1. 藥物治療（標靶治療）：癌細胞的構造與正常細胞的不同，使用特殊藥物，針對這個不同的構造（標靶）攻擊，對肺腺癌的治療比較有效。

2.化學治療：利用口服或靜脈注射等方式，經由血管將化學藥品輸送到全身，可以殺死癌細胞，也會傷害生長較快的正常細胞；好處是抑制腫瘤生長，延長患者的壽命，改善生活品質。適合肺癌晚期的患者。

3.放射線治療：主要在清除腫瘤及鄰近組織和淋巴等癌細胞可能殘留的地方，屬於局部的治療，通常會配合化學治療。

4.光動力療法：是一種非侵入性的新療法，適合初期、表淺，且腫瘤位於氣管附近的患者；但價格相當昂貴。

5.支持性療法：依病人症狀給予幫助，例如給予止痛劑和鎮靜劑控制疼痛；以支氣管擴張劑及氧氣緩解呼吸不順暢情形；以氣管支架改善呼吸困難的狀況。

手術的進行方式

手術前

1.患者如果有慢性病，應有效控制。

2.至少戒菸二個月。

3.誘導性呼吸訓練二星期。

4.手術前一天入院，做抽血、X光、心電圖等檢查。

5.手術醫師和麻醉醫師解說手術當天的狀況，簽署手術、麻醉、輸血同意書。

手術中

首先醫師會以胸腔鏡或縱膈腔鏡觀察腫瘤及淋巴結情況，如果此時發現疑似病灶，會先取下一小部分腫瘤組織和淋巴結，送到病理室化驗，以決定該切除多大部位的肺葉；若確定淋巴結或胸壁上已有癌細胞轉移，則可能中止開胸手術了，病人改用化學治療或放射線治療。

由解剖學來看肺部，左肺有兩葉，右肺有三葉，若腫瘤生長的部位侷限於一葉時，可施行「單一肺葉切除術」；若腫瘤侵犯右中及右下肺葉，則施行「雙肺葉切除術」；若必須把整個左肺或右肺切除時，則稱「全肺切除術」。「肺葉切除術」加上「淋巴結之根除」基本上是肺癌的標準手術；「局部切除」則是對肺功能不佳、年紀太大，或合併有嚴重內科疾病的患者的選擇。「支氣管或血管成型切除術」比較合適為保留更多肺部組織及避免做全肺切除的病人。局部侵犯（如胸壁及縱膈腔局部侵

肺癌切除手術

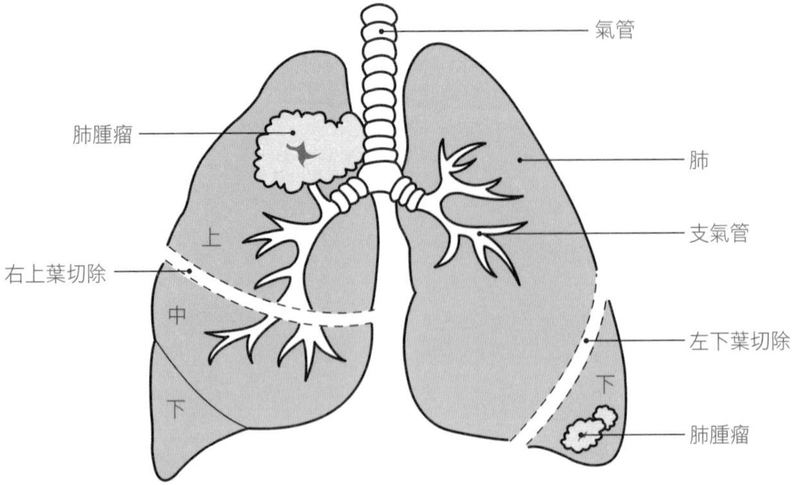

犯）也可施行「器官或胸壁的合併切除術」。
有時從治療的立場必須切除整葉肺，但病人的肺卻因有肺氣腫或其他理由，可能手術後剩下的肺葉無法供應足夠的氧氣，醫師會選擇放棄肺葉切除術，而改為局部切除。
有時對第三期的肺癌患者也可考慮施行手術。例如：腫瘤蔓延到肋骨或縱膈腔淋巴結時，或雖有擴散，但腫瘤本身仍在胸腔內時，可考慮先以化學治療或放射線療法縮小腫瘤體積，再開刀取除。

手術後

因為開胸手術通常由腫瘤側的肋骨間切入，必要時，需要用器械將兩根肋骨撐開，或甚至切除一根肋骨，才能進行手術，將腫瘤和病灶切除乾淨。所以手術後數週內患者的傷口和胸部有嚴重的疼痛。
手術後有一條或多條引流管自胸腔手術部位穿出，將胸腔內的血水引流到引流袋內，每天護理人員會記錄收集到的血水量，作為幾天後拔除引流管的依據。
為改善病人手術後的肺功能，護理人員將協助病人做呼吸治療（深呼吸和咳嗽）；若有需要，或施予藥物，打開呼吸道，幫助呼吸功能。
手術後一般需要住院五～七天，若有嚴重的內科疾病，則住院天數會更長。可以出院的依據主要有病人的手術類型、術後肺功能指數，和整體的健康情形。

出院後的注意事項

1. 傷口照顧：
 a. 出院後要注意保持傷口的清潔及乾燥。
 b. 出院後一週回診拆線；手術後六個月內避免提重物。
 c. 若發現傷口有紅腫熱痛、發燒等，須馬上返院診治。
2. 疼痛處理：
局部熱敷疼痛部位，每次十五分鐘。
3. 誘導性呼吸運動和咳嗽動作：
練習橫膈和腹部的呼吸，以及有效的咳嗽動作。
4. 復健動作配合：
復健運動可促進全身循環、使肺擴張並有助於術後康復。
5. 定期回診追蹤：
有許多手術切除肺癌後的病人在一段時間後再發生遠處轉移，所以定期回診追蹤可及早發現，及早治療。
6. 約二個月後可逐漸回復正常生活，通常要三個月才能回到職場。
7. 切除肺葉的空間將來會由健康的肺部擴張來填補；若切除了整側的肺部，留下的空間將充滿體液和疤痕組織，另一側的肺會擴大一些，但由外觀看，手術部位仍有一些下陷的情況。

手術的風險和併發症

經過詳細的檢查、術前的評估和術後的計畫，可以將手術後的併發症及死亡率降到最低。例如在手術前後教授病人誘導性呼吸訓練，手術後控制疼痛、照護呼吸等，手術後併發症約可降到一〇%以下。即使發生感染、出血，或病人肺切除後肺功能不足等情形，死亡率若可控制在二～三%之間，可說是安全的治療方式了。

除了因麻醉和手術一般可能發生的風險和併發症（請參考〈認識安全的麻醉〉和〈認識手術〉）外，肺癌切除手術所可能引起的風險和併發症有：

1. 肺部有漏氣的現象。一般的漏氣都可自行癒合，唯有支氣管瘻管需要再次手術。
2. 手術時傷及胸腔內的器官或組織，如心臟、肺、血管、神經等。
3. 手術後胸壁有疼痛感。

手術成功或失敗的因素

1. 早期診斷治療。
2. 戒菸及良好的心肺功能。
3. 病人的意志力。
4. 家屬的支持。

一般患者最擔心、害怕的是什麼？如何解決？

1. 手術併發症：例如心肺衰竭、呼吸衰竭、長期臥床，甚至死亡。嚴重併發症的機率根據病人身體狀況及手術方式各不相同，可由二～二〇%。若嚴格控制慢性病，戒菸二個月，誘導性呼吸訓練二星期，手術前後積極配合復健、回診追蹤，應該可以將併發症的機率降至最低。
2. 癌症復發：肺癌治療效果仍有其極限。應早期診斷，配合目前治療準則，定期追蹤。

簡洒娟醫師的貼心囑咐

1. 癌症治療是意志力的決戰。病人與家屬越早以積極正向態度面對，治療效果越好。醫師護理人員非萬能，醫師能幫的有限。建立良好的生活習慣，嚴格控制慢性病，戒菸，積極復健，這些決勝關鍵都只能靠自己。
2. 病患越早了解自己的病情越能配合醫療。
3. 面對醫師時，以下問題可以請醫師解答：什麼病？嚴重程度？如何治療？治療的併發症？不治療的後果？客觀的期待，存活率？對經濟的壓力？

一般外科

甲狀腺結節切除手術
乳房惡性腫瘤切除手術
消化性潰瘍手術
胃癌切除手術
肝癌切除手術
肝臟移植手術
胰臟頭部惡性腫瘤切除手術
腹腔鏡膽囊切除手術
腹腔鏡腎上腺腫瘤切除手術
腹腔鏡大腸直腸癌切除手術
痔瘡手術
肛門瘻管切除手術

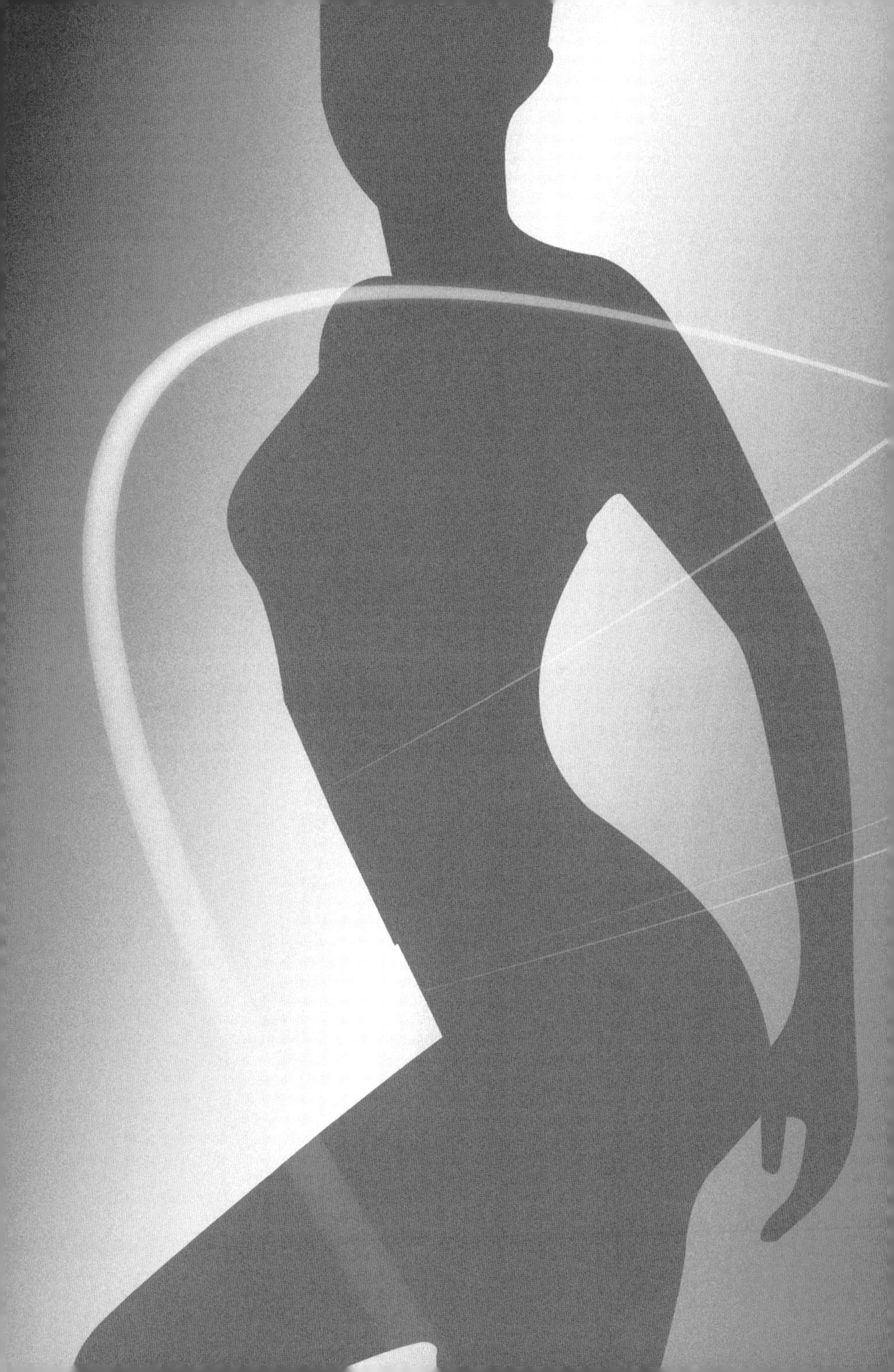

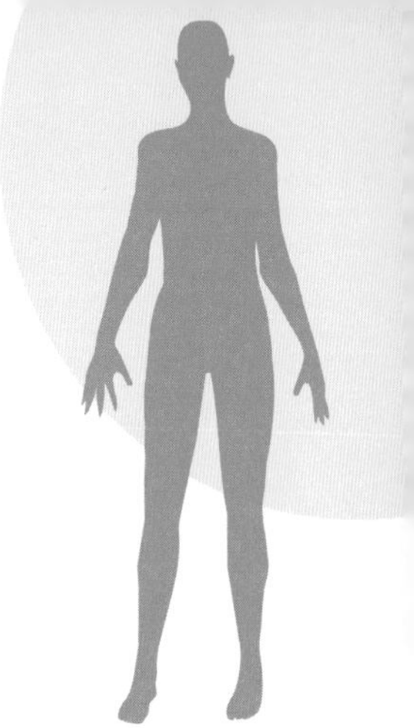

甲狀腺結節切除手術

魏昌國 醫師

案例

有一天張太太和朋友出去逛街，逛進了一家絲巾店。因為朋友曾做過甲狀腺切除手術，脖子上有條疤痕，喜歡用絲巾來遮掩；張太太趁這個機會請朋友教她一些絲巾的打結法。當朋友正在幫她繫紮絲巾的時候，發現張太太脖子有點兒腫，跟她說：「妳的甲狀腺是不是有問題，我好像摸到一個小腫塊。」張太太這才承認她也發現了，但是心裡怕，總想要否定它，也想或許過一陣子就會轉好。朋友於是以過來人的經驗安慰她，勸她早一點兒去新陳代謝科或內分泌科做檢查。張太太一聽要拿根針刺她的脖子，就嚇得決定請先生陪她一起去醫院。

在醫院裡除了抽血、細針穿刺檢查，還做了超音波，結果顯示是良性的甲狀腺結節；但醫生說既然這顆結節已經可以看得到、摸得到，又離呼吸道不遠，建議張太太轉一般外科做切除手術。

什麼是甲狀腺結節？

甲狀腺位於人體頸部的正中間，在皮膚與肌肉組織之下，緊貼氣管軟管。甲狀腺分泌的甲狀腺素是一種荷爾蒙（激素），可促進體內各種組織的新陳代謝。

甲狀腺結節是甲狀腺某一部分不正常的增生而出現腫塊；由於結節內細胞或其他成分過度增生、鈣化、出血等，因此觸摸起來較正常甲狀腺組織硬。甲狀腺結節可以是單一的結節，也可以是多發性的結節。

甲狀腺產生結節的原因很多，如腺瘤、出血性囊腫、亞急性甲狀腺發炎等。此外，環境中缺碘、有甲狀腺結節的家族病史的人，都有較高的罹患率。

甲狀腺結節大部分是良性的甲狀腺瘤，因為患處組織中的細胞增生速度較快，所以出現一個凸出的結節。只有小於五％的結節是惡性的甲

甲狀腺結節與細針穿刺檢查

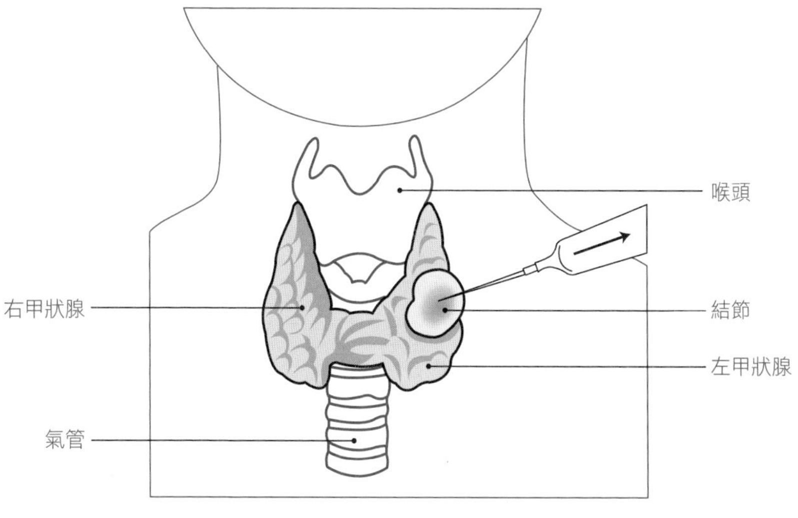

狀腺癌，依不同的細胞分化，可分成甲狀腺乳突癌、濾泡癌、未分化癌、髓質癌等。只要早期診斷、早期治療，高達八〇％的甲狀腺癌是可以治癒的。

通常三分之一～五分之一的甲狀腺就可分泌足夠的荷爾蒙供應人體新陳代謝所需。所以，除非是結節造成甲狀腺亢進，不然症狀不易察覺。一般罹患甲狀腺結節的患者最主要的症狀是因結節腫大而影響外觀；還有結節中的小血管較脆弱、容易破裂，而引起疼痛。也有因結節的位置壓迫到氣管或食道，影響呼吸或吞嚥，大多發生在不願意治療、任其腫大的老年患者身上。

什麼是甲狀腺結節切除手術？

甲狀腺結節切除手術是依病情需要將甲狀腺的單側或雙側、部分或全部切除的手術。甲狀腺結節切除手術的好處是開刀傷口小，傷口復原速度快，而且能夠有效的治療甲狀腺的病變。通常甲狀腺結節約三～四公分即可考慮手術治療。

適應症

1. 當甲狀腺結節壓迫到食道、氣管，造成吞嚥或呼吸困難，或有壓迫感時。
2. 經診斷懷疑是惡性腫瘤時。
3. 外觀上的需要。

不進行手術的風險

1. 甲狀腺結節：繼續腫大而壓迫到氣管、食道，影響呼吸、進食，影響外觀；少數結節會鈣化，甚至病變成惡性腫瘤。
2. 甲狀腺惡性腫瘤：癌細胞轉移，進而危及生命。

禁忌症

罹患心血管疾病、氣喘、腎臟病、糖尿病等的病患因為身體承受全身麻醉的適應度較低，所以需要經由醫師診斷、評估後，再決定是不是適合進行手術。

替代方式

由於良性的甲狀腺結節通常長得很慢，有的似乎不長，或甚至會縮小；只要不影響外觀、甲狀腺功能或壓迫呼吸道、食道，可以每半年或一年定期複診、追蹤。若是需要治療的甲狀腺結節，切除手術是唯一的治療方式。

手術進行的方式

手術前

患者需要接受例行性的驗血、胸部X光、心電圖等檢查，和甲狀腺功能檢查。

手術醫師和麻醉醫師會為患者及家屬解說手術的過程、可能的風險與併發症，及可行的替代方案。家屬和患者需簽署手術同意書、麻醉同意書和輸血同意書；並於手術前六～八小時開始禁食。（請參考〈認識手術〉、〈認識安全的麻醉〉）

手術中

經全身麻醉、氣管插管以麻醉機維持呼吸、消毒手術部位後，醫師會在病患頸部，水平方向切開一個約六～八公分的切口，深入皮膚與肌肉組織後，單側或雙側、部分或全部切除甲狀腺結節、腫瘤的部位。

甲狀腺單側切除

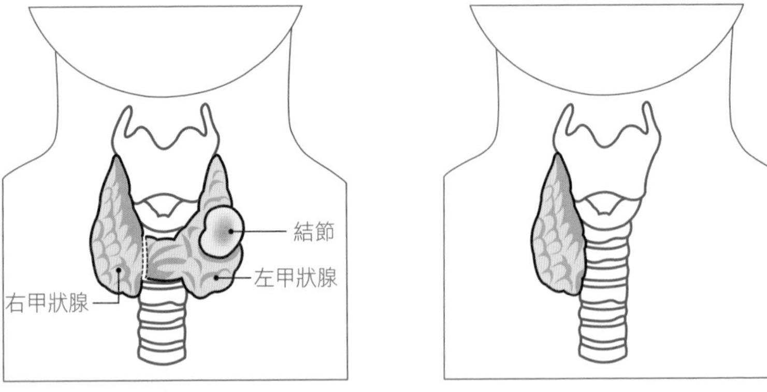

A
發現左側甲狀腺結節，進行單側切除

B
單側切除後情形

手術時間大約兩小時，依病患的病況與個人體質的不同，手術時間也有所不同。

手術後

1. 因為採用插管式全身麻醉，甦醒後會覺得喉嚨有些許疼痛或異物感；患者應做深呼吸運動及咳痰，以避免肺炎發生。
2. 手術、麻醉清醒後即可嘗試進食流質，避免熱食。在開刀部位冰敷，以減少疼痛與出血的現象。
3. 患者身上裝置有引流管引流傷口內的血水，以防止血液滲漏至身體及衣物。經過醫師觀察患者復原狀況良好，血水量少，手術後的第二天可拔除引流管。
4. 手術後約一～二天就可以回家休養。

出院後的注意事項

通常手術傷口縫合後一週內應盡量保持乾淨與乾燥，避免流汗與碰水；大概一～二週後可視復原情況回到工作單位。患者在手術後第一週，須回門診檢查傷口、換藥、抽血檢查甲狀腺功能，以決定是否需要繼續藥物治療。

甲狀腺全切除的患者必須每天服用甲狀腺素，不可貿然停藥，才能避免因甲狀腺功能不足而引起的不適。

手術的風險和併發症

一般手術、麻醉的風險和併發症，出血、感染、深度靜脈栓塞、麻醉藥過敏等，請參考〈認識手術〉、〈認識安全的麻醉〉。

甲狀腺結節切除手術可能發生的風險和併發症：

1. 出血過多而壓迫氣管：機率約一％以下。約二十四小時內發生，如果呼吸困難，加上引流管出血嚴重，及任何突發性的頸部腫脹，必須立即手術，打開傷口止血。
2. 喉嚨水腫：機率約一％以下。可能手術後數天內發生，數週後喉嚨水腫才會復原。當出現喉嚨水腫的情形時，可用吸入式蒸氣治療喉嚨。
3. 氣管軟骨軟化：極為罕見。通常發生於甲狀腺腫大成腫瘤，壓迫到氣管，造成氣管軟骨軟化；在切除甲狀腺後，由於甲狀腺及周圍組織無法支持軟化的氣管，加上由吸氣所產生的負壓使氣管塌陷而造成呼吸困難。醫師會在病患的氣管放置插管，支撐住氣管，等待氣管逐漸復原，病患能夠自行呼吸後，再移除插管。
4. 暫時性聲帶麻痺：機率約五％以下。大部分是因為手術時返喉神經受到拉扯，但也有部分原因不詳；休養約兩個月，麻痺狀況會逐漸恢復，聲帶恢復正常。不過仍有〇．五％的病人會發生永久性聲帶麻痺，且多半發生於甲狀腺惡性腫瘤的患者。通常另一邊的聲帶約半年以後會取代患邊的功能，若聲帶症狀沒有改善，可使用聲帶矯正手術或藥物注射治療來矯正聲帶發音。

5. 甲狀腺功能不足：常在術後一年內出現症狀，但也可能多年後才發生。原因是為避免甲狀腺結節日後病變而切除過多的腺體、甲狀腺惡性腫瘤需全部切除腺體、因甲狀腺亢進而切除過多的腺體，而造成手術後甲狀腺素分泌不足。可補充甲狀腺素以治療。

6. 手腳發麻，甚至痙攣：甲狀腺惡性腫瘤的患者於手術後可能有副甲狀腺功能過低的現象。大部分是因副甲狀腺的血管在手術中受到損傷，引起暫時性血鈣降低。多半在數週內可以恢復。初期可用靜脈注射鈣劑點滴，症狀緩解後改為口服鈣片；嚴重者並輔以維他命D。其中甲狀腺惡性腫瘤的患者有永久性副甲狀腺功能低下的情況，需永久補充鈣片來矯正。

7. 甲狀腺風暴：一般在手術中或手術後發生，通常發生於甲狀腺功能亢進的患者，結節的患者極罕見。症狀有高燒、心搏過速、心律不整、心臟衰竭、煩躁不安、顫抖、噁心、嘔吐、腹瀉、昏迷、血壓降低等症狀，甚至死亡。

一般患者最擔心、害怕的是什麼？

一般患者最擔心的是：

1. 手術中傷及聲帶，影響日後說話。
2. 手術後復發。甲狀腺結節切除手術後有二〇％的復發機率，所以定期複檢、追蹤很重要。

魏昌國醫師的貼心囑咐

患者若是因為症狀或外觀的考量，手術是最好的選擇。若擔心手術的風險與併發症而延遲手術，還是要考慮年紀、身體狀況等因素，年輕、健康情況好時動手術比年紀大了、有了慢性疾病時才動手術的風險低。

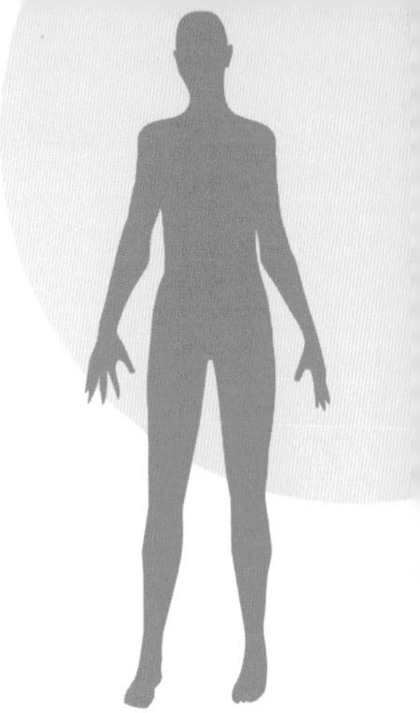

乳房惡性腫瘤切除手術

林俊宏 醫師

案例

陳太太的母親曾經是乳癌病人，在六十三歲時因乳房的皮膚潰爛才發覺情況不對，經過層層的檢查，確定是第三期乳癌，而且已經擴散到淋巴，在開刀切除一邊的乳房後兩年，另一個乳房也檢查出腫瘤，並且有遠處轉移。她的母親最後因乳癌復發，轉移至肺部、骨頭而過世。

由於母親的慘痛經驗，五十八歲的陳太太知道要經常性的做自我檢查、了解自己乳房的形狀及觸感的重要性，並且記得定期做乳癌的篩檢；尤其到了更年期，開始服用荷爾蒙補充劑之後，她在自我檢查時都會特別仔細。

但擔心的事還是發生了！幸好陳太太發現得早，只是乳癌第一期，可以做乳房保留手術，再加上輔助治療，避免重蹈母親的覆轍。

什麼是乳房惡性腫瘤？

乳房主要是由脂肪組織、乳腺組織及結締組織所組成，乳房組織包含延伸到腋下的部位。乳房惡性腫瘤（亦稱乳癌）是乳房細胞不正常的增生所致。

乳房惡性腫瘤的發展有五個階段：

1. 基因突變：染色體內的基因發生變化。
2. 細胞增生：突變後的細胞生長、累積。
3. 細胞發育異常：細胞成長到和原來細胞不同。
4. 原位癌：癌細胞還維持在乳管或乳葉裡，沒有侵襲到其他組織。
5. 癌細胞轉移：癌細胞擴散到腋下淋巴，或身體的其他部位。

乳房與淋巴結構

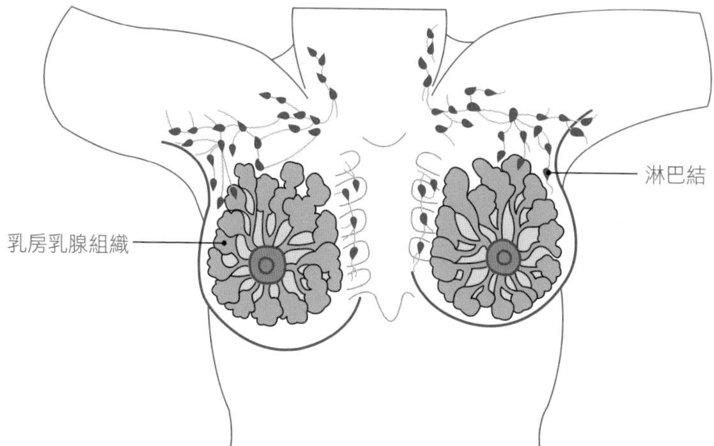

乳房惡性腫瘤的大略分期如下：

分期	乳房腫瘤的成長	五年存活率
第〇期	原位癌，癌細胞仍在乳管或乳葉內。	九七％
第一期	腫瘤小於二公分以下，且腋下淋巴結沒有癌細胞轉移。	九五％
第二期	腫瘤在二～五公分之間；或腫瘤小於二公分，但腋下淋巴結有一～三顆癌細胞轉移。	八九％
第三期	局部廣泛性乳癌，腫瘤大於五公分，且腋下淋巴結有任何癌轉移或有胸壁皮膚的腫瘤；或鎖骨上淋巴結轉移，或腋下淋巴結四顆以上有轉移。	七〇％
第四期	轉移性乳癌，有遠處器官轉移，如肝、肺、骨等。	二一％

乳癌分期資料來源：臺灣乳癌防治基金會，依據國際抗癌聯盟UICC的TNM系統分期
五年存活率資料來源：行政院衛生署國民健康局「健康999網站」：四十四家醫院申報民國九十三～九十七年新診斷乳癌個案

什麼是乳房惡性腫瘤切除手術？

乳房惡性腫瘤切除手術是將乳房組織中有癌細胞，和可能有癌細胞的部分切除。

乳癌治療目前仍以手術治療為主，放射線治療、化學治療、荷爾蒙治療及標靶治療為輔。手術治療不一定要切除整個乳房，可以是改良型根除性乳房切除手術或局部切除再加上放射線治療，再依腫瘤的惡性度（分化的情形、荷爾蒙接受體ER／PR及人類表皮生長因子受體II HER-2／neu的陰、陽性）來決定是否加做荷爾蒙治療或標靶治療。至於化學治療也需根據最後的病理報告來決定，例如根據「美國國家癌症資訊網」（NCCN）的治療指引，腫瘤大於一公分即建議做化學治療。

適應症

只要確定是乳房惡性腫瘤就需要治療，而最佳的治療方式是切除手術，再加上輔助性的治療，以切除病灶及降低其再發或轉移的機會。

不進行手術的風險

若不進行切除手術，惡性腫瘤會持續生長、擴張、轉移，甚至危及生命。

禁忌症

1. 惡性腫瘤太大，已無法切除乾淨。
2. 有遠處轉移，如已轉移至肝、肺、腦、骨等，手術不能完全根除其病灶。
3. 有重大慢性疾病的患者，例如心肺功能不佳，即使進行手術，可能會引起不良的併發症，甚至導致生命危險。

替代方式

除了手術之外可以考慮的輔助性治療有：化學治療、放射線療法、荷爾蒙療法，和標靶治療等。但是這些都不是根治的方法，因為腫瘤細胞會殘存在體內，伺機復發。

有兩種情況需先使用輔助性治療：

1. 惡性腫瘤已經大到手術無法處理。
2. 患者不願意選擇手術的方式。

手術的進行方式

手術前

1. 做好手術前的生理及心理準備（要有堅強、樂觀、積極的態度）。
2. 菸、酒應於決定手術時即停止。
3. 手術前保持充分的休息與睡眠。
4. 有慢性病症或服用藥物務必先告知醫師。
5. 手術前的常規檢查，包括胸部X光、心電圖、肝腎功能、電解質、血液檢查。
6. 醫師會向病患或其家屬解釋手術的效果、可能之風險和併發症，並由病人或家屬簽署麻醉、手術同意書。（請參考〈認識安全的麻醉〉、〈認識手術〉）

手術中

手術過程是沿腫瘤橫向或直向梭形切開，切除必要的乳房腫瘤組織後，放置引流管再縫合傷口。

切除的方式有三種：

1. 改良型根除性乳房切除手術

適用於任何沒有胸大肌侵犯，或非第四期轉移性乳癌的患者，是目前常使用的手術。切除整個乳房組織、部分皮膚、乳頭和腋下的淋巴結，保留胸大肌及兩條主要神經，使病人得以保存腋窩的輪廓及肩關節的活動能力。手術時間約二個小時。

2. 乳房保留手術

適用於乳房腫瘤小於三公分，而且無多發病灶的第一、二期乳癌患者。術式包含部分乳房組織切除術及腋下淋巴結廓清術，手術後還需要放射線治療。此方式可以取代改良型根除性乳房切除手術，保留女性完整體態。手術約一～一．五個小時。

3. 前哨淋巴結切片術

在進行乳房根除或保留手術時，也同時施行前哨淋巴結切片術。以核子醫學同位素

乳房保留手術

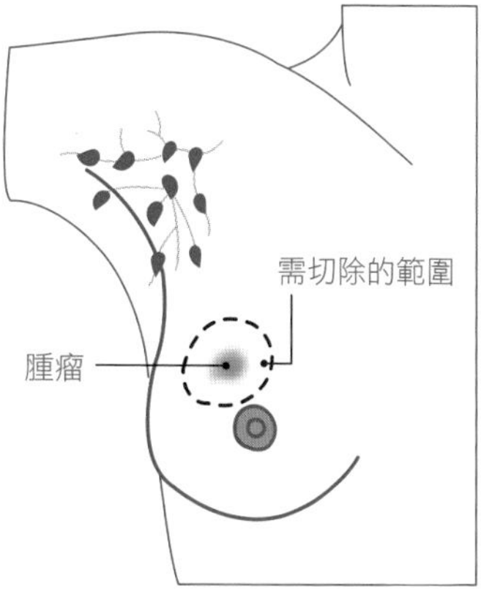

改良型根除性乳房切除手術

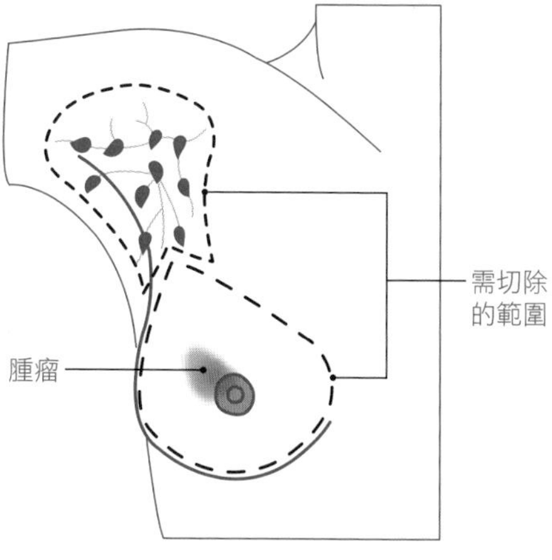

檢查或以藍色染料注射後，取出幾個有代表性的淋巴結檢查，如果病理檢查證實有癌細胞侵襲，則需要進行腋下淋巴結廓清術；若無癌細胞侵犯，則只要切片取樣，並不需做腋下淋巴結廓清術。約十分鐘以內可完成。

手術後

1. 傷口一般是不用換藥，因胸部有紗繃纏繞、壓迫、讓皮瓣長好，約三～五天才由醫護人員拆除。
2. 引流管可能有兩條，必須每天記下流出的血水量，當低於二〇～三〇毫升時才考慮拔除引流管；若太早拔除可能會有血水滯留在皮瓣下，導致不舒服。
3. 保持患側手臂與胸壁垂直的姿勢，或在患肢下墊一軟枕，可減輕患側手臂水腫，同時這隻手臂應避免量血壓、打點滴、抽血、肌肉注射。
4. 手術後若無噁心、嘔吐等情況，可依醫護人員說明開始進食。
5. 手術後二～四小時後，可開始做復健運動。
6. 當病人生活可以自理，約手術後三～四天內，即可出院。

出院後的注意事項

1. 依照醫護人員所指導的做復健運動。

2.出院時引流管可能仍留置著，請注意保持管子通暢，勿牽扯、扭折，及勿使引流管高於插管處。患者或家人需學習傾倒引流液，及記錄引流量，待返回門診時提供醫師作拔管參考。

3.均衡的飲食，避免刺激性食物；需要時可服用止痛藥。

4.出院後一週內回診。傷口或患側手臂有紅、腫、熱、痛、有硬塊等情形，應立即就醫。

5.若需輔助性治療，常於一個月內安排；另外需定期門診追蹤。

6.其他：

a.躺臥時，可稍稍墊高手術側肢體。

b.患側手臂應避免提重物（少於二公斤）、做複雜或重複性的工作、帶手表、穿緊身衣或珠寶手飾，避免抽血、打針、受傷、蟲咬，施打靜脈輸液，以防感染及水腫。

c.患側手臂有麻木感是手術引起的後遺症。

手術的風險和併發症

一般手術都可能引發的併發症包括疼痛、觸痛和出血，麻醉則可能引起過敏等風險。（請參考〈認識安全的麻醉〉、〈認識手術〉）

乳房惡性腫瘤切除手術的併發症大致有：

1.永久性患側手臂內側麻木，約三五%。

2.疼痛，約三〇%。

3. 淋巴水腫，約十五～二〇％，主要是因腋下淋巴清除手術、放射線治療所引起，另外年紀大、肥胖、感染也可能是因素之一；有時會在手術後數年才發生。
4. 上肢活動受限，約八％。
5. 手術後可能發生出血，或傷口感染。

手術成功或失敗的因素

手術的目的是要將腫瘤切除乾淨，或是處理潰爛的傷口，以便於照顧；但惡性腫瘤極有可能局部復發，或遠處轉移，因此需根據腫瘤的特性、大小，及淋巴轉移的情況，來做輔助治療，以降低復發或轉移的機率。一般來說，只要能免除患者的病痛，改善生活品質，手術的目的達成，手術就算是成功的。

一般患者最擔心、害怕的是什麼？

1. 如果是乳癌，做穿刺或是切片，癌細胞會擴散到全身嗎？

不會！穿刺或切片是發現乳癌的必要檢查，以期早期發現、早期治療。

2. 是否所有乳房腫瘤都應切除？

並非所有腫瘤都是乳癌，所以不是所有腫瘤都必須切除。部分年輕患者若影像檢查及細胞穿刺檢查無惡性證據，可以考慮追蹤檢查。四十歲以上婦女若有新長出的乳房腫瘤，則建議以切除為宜。

3. 乳房超音波與乳房攝影那一種檢查最準確？
沒有一種檢查是百分之百準確的，而乳房超音波與乳房攝影各有優缺點，而且是為互補的檢查，最好是兩者都做。若只能擇其一，因乳房緻密性的差別，建議年輕者先以乳房超音波為主，四十五歲以上的患者以乳房攝影為主。

4. 乳癌患者手術後是否一定要做化學治療？
必須依據最後的病理報告來決定，必須看腫瘤的大小、腫瘤侵犯淋巴結的數目、腫瘤的惡性度，及年齡等參數來決定。

5. 乳癌患者，手術後是否一定要做放射線治療？
a. 做乳房保留手術者，接受放射線治療可降低再發的機率。
b. 只要腫瘤侵犯了淋巴結，或腫瘤大於五公分，都建議做放射線治療。

林俊宏醫師的貼心叮嚀

一般患者都擔心手術後腫瘤復發、轉移的發生。只要越早發現且循正規的治療，復發的機率就會降低許多；萬一發生了，也不要沮喪，因為新的治療方式及藥物不斷出現，還是希望無窮的。

當然，防範永遠勝於治療，還是要養成經常性的自我檢查，充分了解乳房的形狀和觸感，定期做乳房篩檢，才能防範萬一！

自我檢查乳房疑似病灶的狀況

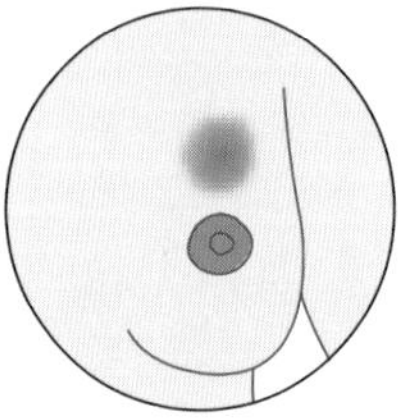

A

有硬塊

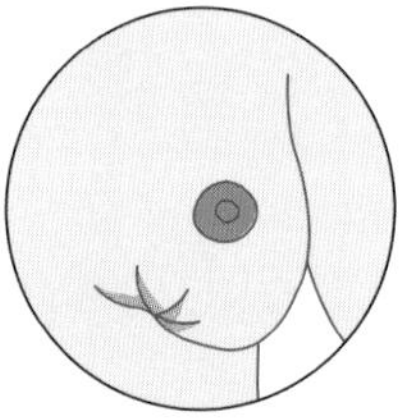

B

表皮凹陷

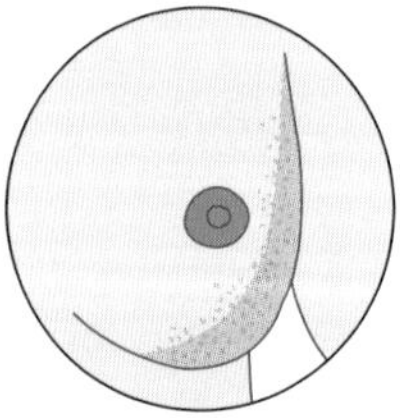

C

皮膚色澤或紋路改變

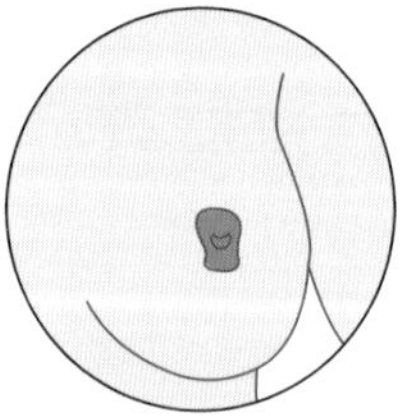

D

乳頭外形改變

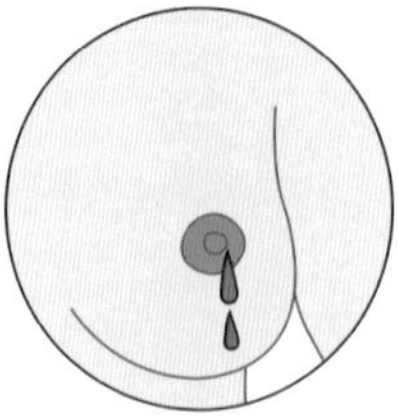

E

乳頭流出清澈或帶血的分泌物

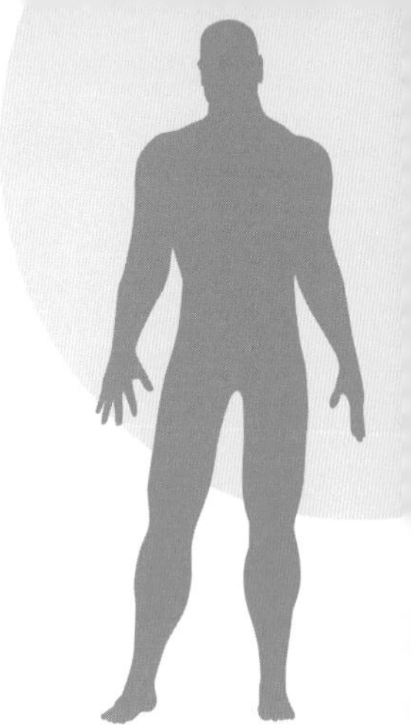

消化性潰瘍手術

林世彬 醫師

案例

張先生，四十一歲，在市場賣魚。因為平常要早起批魚貨，到了市場又要趕緊張羅，準備開市，忙碌中常常忘記吃早餐，這幾個月來，上腹部常不舒服，有悶痛的感覺，他以為胃痛老毛病又犯了，就買了常用的腸胃藥，像以前一樣，應付了事。

最近寒流來襲，凌晨張先生正要起床工作，突然腹部劇痛。張太太發現他抱著肚子蹲坐在地上，臉色蒼白，還冒冷汗，於是趕快叫車送急診。到了急診室，還沒坐定，張先生口一張，噴出一口鮮血，嚇得張太太呆立當場。

經過急診室醫師的觸診，發現他的上腹部硬如木板，站立的X光片顯示右上腹有游離氣體，判斷張先生得了消化性潰瘍穿孔，於是通知一般外科會診，安排緊急的手術。

什麼是消化性潰瘍？

胃位於整個胃腸道的前段，上接食道，下接十二指腸，分別有賁門括約肌及幽門括約肌防止食物回流造成消化道傷害。胃的內壁上有豐富的腺體，可分泌胃蛋白酶、胃酸和黏液等。胃的任務是把食物分解成簡單的分子，藉蠕動將分子與胃分泌液充分混合，再將混和後的食糜經幽門送入十二指腸。

胃蛋白酶是酵素的一種，主要的功能是分解蛋白質、幫助消化。胃酸則提供分解蛋白質的酸性環境，並殺死大部分的細菌。黏液的任務是保護胃壁以防止胃蛋白酶與胃酸的侵蝕。

消化性潰瘍是指消化道受到胃分泌液的腐蝕，而造成黏膜受損，使黏膜層產生糜爛的現象。消化性潰瘍嚴重時會發生出血，甚至穿孔的情況，而幽門前後因潰瘍結疤，或手術後結疤，可能造成狹窄、阻塞。

消化性潰瘍

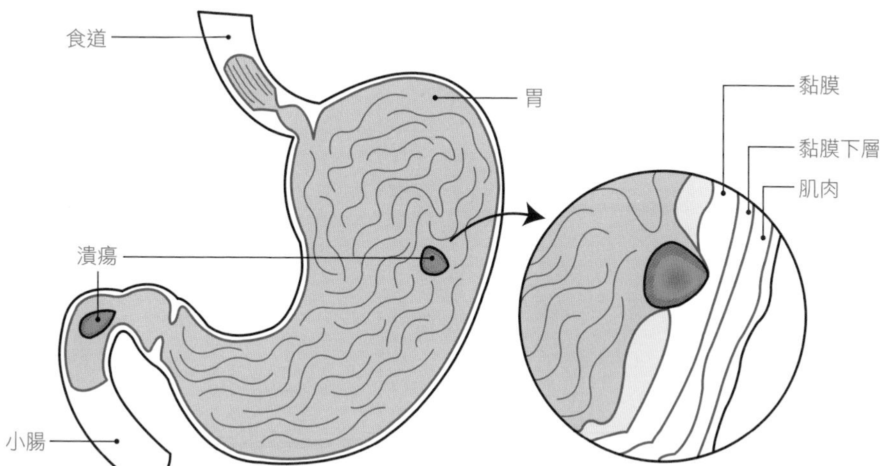

	部位	原因	症狀
潰瘍	最多是十二指腸，其次是胃，少部分食道。	主要原因是幽門桿菌感染。以前都認為是胃酸分泌過多。	一般症狀：上腹疼痛。十二指腸潰瘍：發生在空腹時。胃潰瘍：進食後〇．五～一小時發生，進食反而引發疼痛。
潰瘍出血	食道、胃或十二指腸。	嚴重消化性潰瘍、腸道接合處潰瘍、食道或胃靜脈瘤、逆流性食道炎、出血性胃炎、馬魏氏症候群（因咳嗽、嘔吐造成胃和食道間的撕裂流血）。	排出如焦油狀的黑便，惡化時會大量吐血。
潰瘍穿孔	十二指腸潰瘍穿孔中有九〇％發生於球部（第一部分）的前壁；胃潰瘍穿孔有六〇％在胃小彎；其餘則散發於整個胃。	嚴重消化性潰瘍、出血。	突發性的腹部劇痛、有些有反射性肩膀痛、蒼白盜汗、呼吸急促；觸診腹部時呈現木板樣的僵硬、站立的X光片顯示橫膈膜下有空氣外洩。
阻塞	幽門及十二指腸球部（第一部分）。	慢性胃潰瘍處結疤	噁心、嘔吐、吐出消化不完全的食物，進食後上腹部疼痛。

什麼是消化性潰瘍手術？

消化性潰瘍出血和穿孔的患者以急診病患居多，當檢查確定後，都須緊急手術以化解三個立即的症狀：潰瘍本身、穿孔部位、腹腔的汙染。

若是胃穿孔病症，在縫合穿孔後，應取樣腹腔體液，做細菌培養，再針對性的使用抗生素。手術中以大量溫熱的生理食鹽水沖洗腹腔，以避免橫膈膜下大腸周邊、肝臟下緣及骨盆腔感染。

適應症

出血：若內科治療失敗時，則必須手術治療；手術中使用內視鏡來確定病灶，同時止血。

穿孔：會造成胃酸及胃內食糜滲透腹腔內，引發急性腹膜炎，甚至敗血症而死亡，需要緊急手術以解除立即的危機。

阻塞：因為慢性潰瘍造成胃幽門或十二指腸球部之變形，導致食物無法通過，主要症狀為進食後腹脹或嘔吐，若內科療法失敗時，也必須以外科手術治療。

不進行手術的風險

若不進行手術，可能造成出血、休克、敗血症、腹膜炎，甚至死亡。

禁忌症

患者年紀太大，心肺功能不佳，可能引起嚴重併發症，不建議接受手術治療。

替代方案

1.非急性患者：治療方式主要以保守的藥物治療為主，包括制酸劑、黏膜覆蓋劑、組織胺接受器拮抗劑、質子幫浦抑制劑，及前列腺素合成劑。若確定合併有幽門螺旋桿菌感染，則必須同時施予三合一滅菌治療。

2.急性患者在確定診斷之後，手術治療是唯一的救急方式。早期潰瘍穿孔的患者可考慮腹腔鏡手術，好處是手術傷口只有三～四個〇．五～一公分的切口，手術時間短，住院天數少，復原時間也較快。

手術的進行方式

手術前

患者通常是經由急診室求診，經過檢驗，確定是消化性潰瘍出血或穿孔後，立即準備手術。

1.上腹部疼痛可先投以麻醉性止痛藥。

2.放置鼻胃管以減輕胃壓及引流胃內容物。

3.患者完全禁食，並開始靜脈輸液，以避免脫水性休克。

4.驗血，為準備血漿供輸血使用。

5.必要時使用強心劑，以維持腦內、腎臟以及心臟的血流。

6. 給予預防性抗生素，以控制全身性之細菌感染。
7. 必須在最短時間內做知情同意的解說，患者或家屬簽署手術、麻醉、輸血同意書。
8. 若是經由腸胃內科轉診，嚴重虛弱的患者甚至需要手術前一週入院，做靜脈輸液補充營養。

手術中

手術採傳統剖腹方式，經上腹中央開腹探查，依病灶的種類、位置、嚴重程度，決定手術的方案：

1. 十二指腸潰瘍、穿孔手術：
單純縫合穿孔處，並加上大網膜黏合。
2. 胃潰瘍、穿孔手術：
在縫合穿孔前，應同時做潰瘍切片，送病理檢驗，以排除惡性腫瘤的可能。
潰瘍過大時，可做部分胃切除，加上胃空

十二指腸潰瘍、穿孔手術

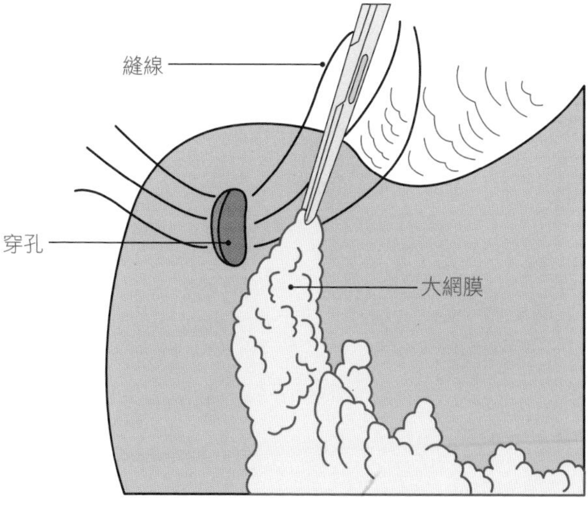

腸吻合的重建手術。

3. 若合併有出血及幽門狹窄、阻塞的情況，則同時加做幽門整型術，並縫合後壁止血。

手術時間約一～二小時，依患者的嚴重程度、身體狀況而有而異。

手術後

1. 手術後患者身上置有鼻胃管、引流管、導尿管、靜脈注射等。患者和家屬須留意不要彎折管道。護理人員將記錄每天引流管流出的血水量；待進食恢復後，血水量少且沒有滲漏的現象，醫師才會考慮拔除引流管。當患者可以起身就廁時，可通知醫護人員，拔除導尿管。當患者可以進食後，即停止靜脈注射。
2. 手術後即使用質子幫浦抑制劑。
3. 若腸道蠕動正常，手術後第三～四天可試

部分胃部切除手術

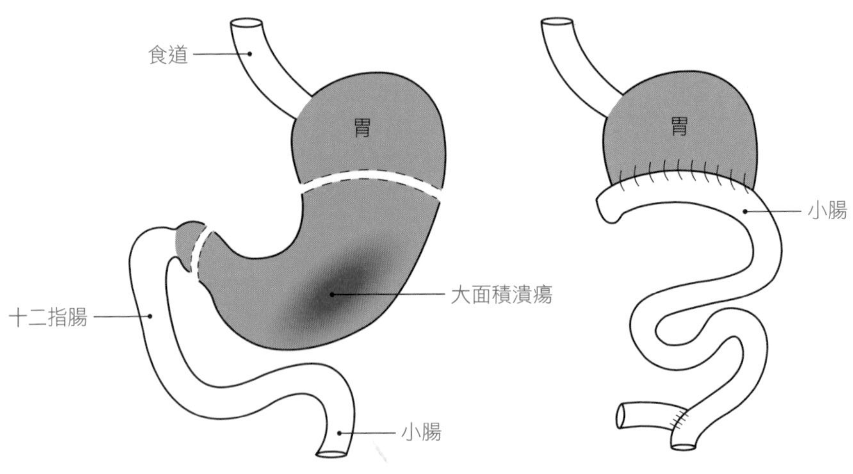

著喝水，再經口進食。
4. 若排氣順利，手術後可關閉胃管，測試飲食。
5. 上腹部剖腹切口屬嚴重感染傷口，必須密切注意傷口之癒合情形。
6. 若患者復原狀況良好，可於手術後一週出院，回家休養。

出院後的注意事項

1. 僅接受穿孔處縫合的患者，需接受質子幫浦抑制劑治療八～十二週，並於手術後八週回診接受內視鏡檢查。
2. 手術後三個月內應使用束腹帶，以避免傷口腹壓過大而裂開。
3. 飲食方面應定時定量、少量多餐、細嚼慢嚥，避免刺激、辛辣的食物。
4. 戒菸、戒酒。
5. 生活規律，保持心情愉快、情緒平穩。
6. 定期門診胃鏡追蹤。
7. 如出現下列症狀，須立即就醫：
   a. 上腹部持續疼痛，無法緩解。
   b. 排出焦油狀黑便。
   c. 嘔吐咖啡色物體或鮮血。

d.進食後嘔吐，且服用胃藥仍無法改善。
e.突發性嚴重腹痛，服藥、進食都無法改善。
f.頭暈、冒冷汗、心悸、昏倒。

手術的風險和併發症

1.麻醉與一般手術的風險和併發症有：麻醉藥過敏、出血、傷口感染、泌尿道感染、肺炎、敗血症等。（請參考〈認識安全的麻醉〉、〈認識手術〉）

2.消化性潰瘍手術的風險和併發症：

a.手術中傷及大血管，發生大量失血，需立即止血或輸血；手術後可能傷口出血，必須再次手術止血。

b.因消化道內充滿細菌，消化道手術中可能發生細菌汙染腹腔，而導致腹腔內膿瘍。手術後的感染也可能導致膿瘍，需以抗生素治療。膿瘍可以用引流管引流，加上沖洗腹腔，可逐漸清除；引流管無法引流的膿瘍，則需以超音波或電腦斷層導引插管引流。膿瘍嚴重時可能導致敗血症而死亡。

c.手術後腹壁傷口癒合不良、傷口裂開，可能需要再次手術縫合；若傷口長期癒合不良，日後可能造成切口性疝氣。

d.手術後腸道可能有沾黏的情況而造成腸阻塞，有再次手術的可能。

e. 因消化道之生理結構改變，手術後進食可能有腹痛、便祕、腹脹或腹瀉等症狀。

f. 胃及空腸吻合術後可能發生傾倒症候群，造成盜汗、潮紅的症狀。

g. 簡單潰瘍縫合、幽門成形術、胃空腸吻合及十二指腸切口等可能發生傷口癒合不全，導致食物及胃液或膽汁滲漏，可能造成胃腸瘻管，病患需禁食並接受全靜脈營養，等待傷口癒合及抗生素治療；嚴重時還可能造成腹腔內膿瘍併發敗血症而死亡。發生機率隨病患潰瘍發生期長短、組織發炎嚴重度及營養狀況而不同。

3. 手術後可能發生的長期併發症：腹瀉、膽汁逆流、腸阻塞、膽結石、貧血等。

手術成功或失敗的因素

患者年紀大於七十歲、從穿孔到手術的時間超過二十四小時，手術失敗的機率便增高，患者死亡率也增高。

一般患者最擔心、害怕的是什麼？

一般患者最擔心的是消化性潰瘍復發、再穿孔。

只要定期門診追蹤、依醫師指示服用制酸劑（質子幫浦抑制劑），和服用三合一藥劑清除幽門桿菌，復發的機率並不高。

林世彬醫師的貼心囑咐

平日保健之道在於三餐定時定量、避免菸酒及刺激性食物、減緩生活步調及保持心情愉快、避免服用無謂的或成分不明的止痛藥。若罹患消化性潰瘍，則需按時服藥，定期門診追蹤。

傾倒症候群

常發生於胃部分切除，再做胃與空腸吻合手術之後。因幽門已被切除，主要原因可能是食物直接進入空腸內，沒有了在胃內與消化液攪拌、稀釋的過程，造成空腸內有未完全消化的高滲透壓之液體食物（如同時吃飯及喝湯，或水分、糖分較高時），而導致血中水分快速移動至腸道引起低血壓。通常發生在進食後約三十分鐘內，患者有持續性上腹部疼痛、飽脹感、噁心、冒冷汗、心悸、眩暈及無力等症狀，約持續三十至六十分鐘。若進食高醣類食物，將引起高血糖而續發血中胰島素濃度上升，待食物吸收完畢血糖被分解，因為胰島素作用正值高峰，在進食後約三至四小時造成低血糖，亦會有冒冷汗、昏眩等症狀。

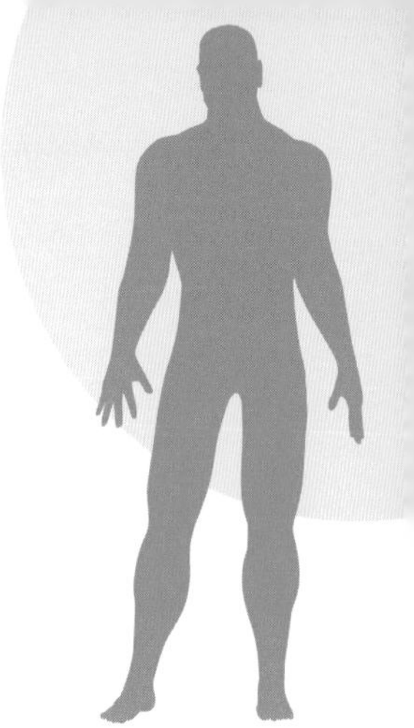

胃癌切除手術

林世彬 醫師

案例

黃先生，六十六歲的退休教授，以前教書時壓力比較大，吃飯時間不規律，常有錯過正餐，拿零食填飽肚子的歷史，因此長期有一些胃部不適的症狀。黃教授不怎麼在意，總說現代人，誰沒有胃病啊！退休後，和太太一起過悠閒的生活，又有規律運動的習慣，尤其喜歡登山，體格精壯不輸年輕人。

因為太太關心、催促，於是做了一次完整的健康檢查；卻意外從胃鏡的項目裡發現胃內黏膜潰爛，建議他盡快找專科醫師作進一步的檢查。經腸胃科安排組織切片及腹部電腦斷層，證實黃教授得了第二期的胃腺癌。

黃教授樂觀、知命的天性，勇敢面對事實，立即接受一般外科的建議，安排胃癌切除手術，和手術後的化學治療。

什麼是胃癌？

胃的任何部位都可能病變成惡性腫瘤；一般所說的胃癌，通常指的是「胃腺癌」，占所有胃部惡性腫瘤的九〇～九五％。行政院衛生署公布的民國九十八年國人死亡率統計，胃癌居所有惡性腫瘤死亡率的第五名。

胃癌發生的因素仍不確定，可能有多重的原因，例如喜愛醃漬、煙燻的食物、新鮮蔬果攝取不足、惡性貧血、胃酸缺乏、吸菸，另外幽門螺旋桿菌感染是引發胃部疾病的罪魁禍首，也是最終導致胃癌的重要因素。

胃癌一般分為早期胃癌和進行性胃癌，以期別分則有第〇期～四期。早期的胃癌可能沒有症狀，或和消化性潰瘍及胃炎的症狀類似，例如有消化不良或胃酸過多、脹氣、悶痛、噁心、食慾不振、便祕或腹瀉、飯後腹脹等。隨著病情逐漸惡化，因腫瘤的位置而出現不同的症

胃的結構

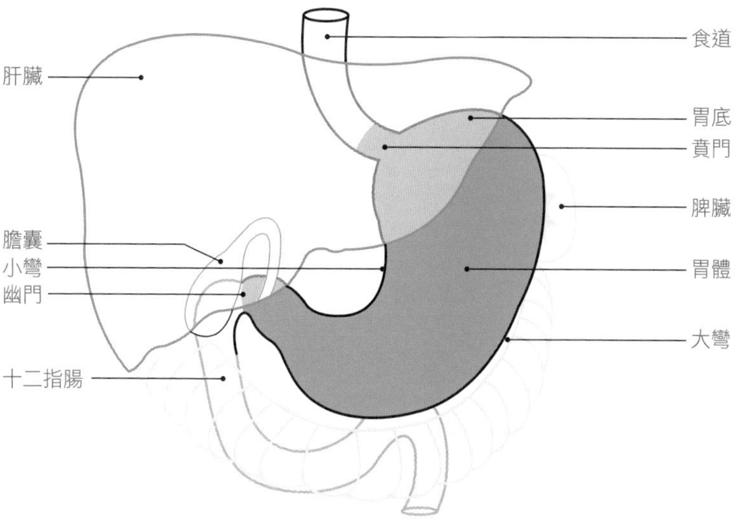

狀，若腫瘤在胃部上方附近，會有吞嚥困難，若腫瘤生於胃部下方，阻塞了胃的出口，則有噁心、嘔吐、出血或焦油狀黑便等症狀。此時症狀和消化性潰瘍出血、穿孔相似，通常送醫檢查時，已是進行性胃癌，甚至已有癌細胞轉移的現象。

什麼是胃癌手術

胃癌的治療包括外科切除手術、化學治療和放射線治療三個部分，但以外科手術為主。治療的方案以腫瘤的位置、嚴重程度（癌症的期別）、是否轉移其他器官或組織來決定。一般而言，大部分的進行性胃癌患者需接受傳統的剖腹胃切除手術，極早期（如第〇期）的患者可以考慮用腹腔鏡完成胃切除手術。

切除手術後，醫師再根據患者的年齡、慢性疾病、健康狀態、癌症期別、手術中有無肉眼可見的癌細胞殘留組織、胃切除邊緣是否有癌細胞侵犯、有無侵犯淋巴、有無遠端轉移等因素，決定進一步的輔助治療方案，如化學治療或放射治療等。

適應症

一般而言，胃癌患者都需要胃癌切除手術。

不進行手術的風險

如果不接受手術，腫瘤將逐漸變大、擴散，可能引起疼痛、胃阻塞而無法進食、大量出血而引發休克等。腫瘤還可能發生轉移，常見的轉移途徑有：

1. 淋巴腺轉移：造成全身淋巴水腫或大量腹水，有時轉移至膽管旁淋巴結，造成黃疸。
2. 血行性轉移：可能轉移至肝臟、肺臟、腦部、骨骼等處。
3. 腹腔播種：可能產生腹水或造成腸阻塞。

患者最終將因轉移引起之併發症或惡病質而死亡。

禁忌症

胃癌切除手術對胃癌末期、年紀太大、心肺功能差等的患者效果不佳，或可能手術中造成立即的生命危險，所以不適合切除手術。

替代方案

如果胃癌僅侷限於黏膜上皮層（如第〇期的原胃癌），可嘗試「內視鏡黏膜切除手術」，由腸胃內科醫師執行。

不適合手術的患者，可考慮化學療法、放射線治療。這兩種治療方案都可延長患者的存活期，抒解疼痛，及改善生活品質。

手術的進行方式

手術前

1. 與手術醫師、麻醉醫師面談，了解手術和麻醉的方式、過程、可能的風險和併發症等，並簽署手術、麻醉、輸血同意書。（請參考〈認識手術〉、〈認識安全的麻醉〉）
2. 一般性的檢查，包括驗血、胸部X光、腫瘤標記、心肺肝腎功能等。
3. 局部病灶的檢查，包含胃鏡、上消化道攝影、腹部超音波、及電腦斷層等。
4. 患者完全禁食，並開始靜脈輸液，以免脫水性休克。
5. 注射預防性抗生素，預防全身性之細菌感染。
6. 嚴重虛弱的患者，可能需要手術前一週入院做靜脈輸液，補充營養。

手術中

手術採全身麻醉。患者平躺，從乳房到大腿的胸腹部範圍進行消毒，藉由中線剖腹的切口進行胃癌的廓清手術和重建手術：

1. 最常見的廓清手術有三種：

亞全胃切除手術

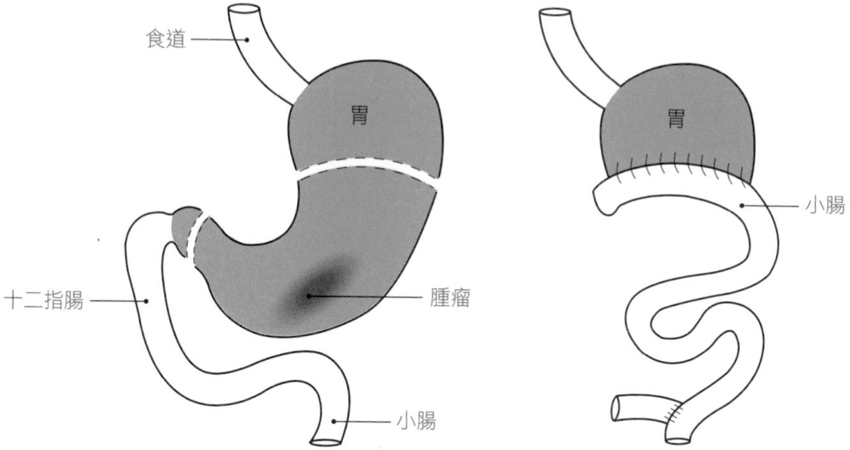

全胃切除手術

A 發現病灶　B 切除全胃　C 食道與空腸吻合

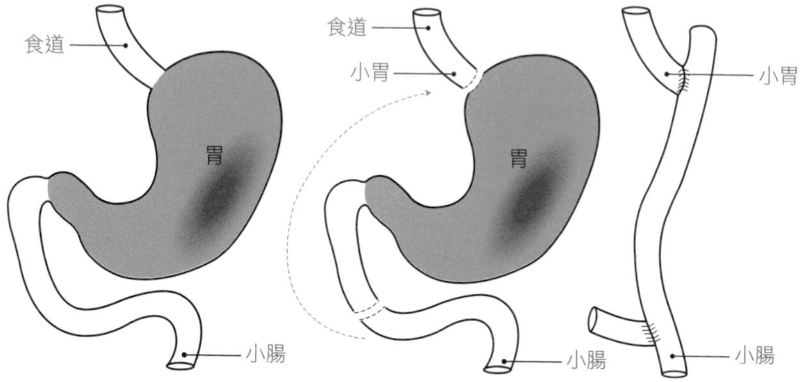

a.末梢部的亞全胃切除術：切除胃的竇部、幽門及部分胃體部。有時一部分的十二指腸也會被切除。

b.上端側的亞全胃切除術：切除胃底部、賁門與附近的組織。食道下端可能也會被切除。因為胃部淋巴的流向，與胃裡有多處發生原發性癌變的可能，外科醫師較少做這個切除方式，大多直接做全胃切除。

c.全胃切除術：將胃部全部切除。

通常手術的目的是希望有根治性的療效，所以進行手術時，周邊的器官組織也必須一併切除，包括淋巴結、脾臟及部分腹內的網膜。所謂的治癒性切除也包含以下情況：沒有遠處轉移、切除腫瘤後的胃部邊緣沒有癌細胞、完全切除鄰近被癌細胞侵犯的組織、附近的淋巴都能被清除乾淨。

胃癌末期但沒有廣泛侵犯、轉移的患者，或癌細胞已經廣泛轉移的的患者也可以考慮切除手術。此時手術的目的是防範腫瘤出血或腫瘤阻塞消化道，可以解除患者部分難以忍受的症狀，改善生活品質；但不能延長存活時間。

2.重建手術有：胃與十二指腸吻合、胃與空腸吻合、食道與空腸吻合、十二指腸與盲端、空腸與盲端及空腸與空腸吻合等。

手術時間約二～三小時。

手術後患者將被移送到恢復室，大約觀察一小時的時間，等患者生命徵象穩定，即可送回病房。

1. 手術後患者身上留置有鼻胃管、引流管、導尿管、靜脈注射等。患者和家屬須留意不要彎折管道。護理人員將記錄每天引流管流出的血水量，待進食後，血水量少並無滲漏現象，醫師會考慮拔除引流管。當患者可以起身就廁時，可通知醫護人員，拔除導尿管。當患者可以進食後，即停止靜脈注射。
2. 患者需練習深呼吸及有效的咳嗽運動，避免因臥床太久引起肺炎。家屬可協助患者翻身，約每兩小時一次，同時拍拍身體臥床的部位，讓血液循環，以免感染褥瘡。
3. 若腸道蠕動正常，手術後第三～四天可試著喝水，再經口進食。
4. 若排氣順利，手術後可關閉胃管，測試飲食。
5. 上腹部剖腹切口屬嚴重感染傷口，必須密切注意傷口之癒合情形。
6. 若患者復原狀況良好，可於手術一週後出院，回家休養。

出院後的注意事項

1. 出院後若有引流管隨身，應每天觀測、記錄引流量；傷口換藥時，觀察有無紅腫感染的現象。
2. 出院約一週後回診拆線。
3. 手術後三個月內應使用束腹帶，以避免腹壓過大而傷口裂開。

4. 飲食應少量多餐、細嚼慢嚥；避免攝取粗纖維的蔬果、高澱粉、高糖分、高黏度、油炸類和刺激性的食物。
5. 患者若有發燒、傷口紅腫、異常分泌物、噁心、嘔吐、腹脹、腹部痙攣、腸絞痛現象，應立即就醫。
6. 定期回診檢查（驗血、做腹部X光、胃鏡等），監測是否有癌症復發的情況。

手術的風險和併發症

麻醉和一般手術都有的風險和併發症，請參考〈認識手術〉、〈認識安全的麻醉〉。

一般腹腔手術都有的風險和併發症，請參考「消化性潰瘍手術的風險和併發症的第二項」。

胃癌手術的風險和併發症

1. 腸胃道重建可能發生傷口癒合不良，造成胃腸瘻管，導致食物及胃液或膽汁滲漏。患者需禁食並接受全靜脈營養注射，等待抗生素治療及傷口癒合；嚴重時可能造成腹腔內膿瘍併發敗血症而死亡。發生機率隨患者營養不良程度而昇高。
2. 胃切除後部分患者有維生素B-12吸收不良，造成惡性貧血，需長期注射維生素B-12。
3. 手術後鈣質吸收不良造成骨質疏鬆。
4. 患者因胃切除造成食物容量變小，若大量進食可能造成胃麻痺或食物滯留，需以鼻胃管減壓，待胃恢復收縮功能後才能再進食。

手術成功或失敗的因素

1. 患者的營養狀況。手術前患者一般營養不良，嚴重者約一週前就需入院做全靜脈營養治療。患者的身體健康，會提昇手術成功的機率，也關係到吻合處的癒合。
2. 病人的心肺功能好壞，對手術後的復原有很大的影響。

一般患者最擔心、害怕的是什麼？

患者最擔心的是胃癌復發，所以輔助治療可以降低復發率、增加存活時間。

林世彬醫師的貼心囑咐

因為早期胃癌沒有特異性症狀，所以患者常忽略而延誤了治療的時機。若有體重減輕、腸胃不適等症狀，應即早就醫，安排檢查。

肝癌切除手術

張群明 醫師

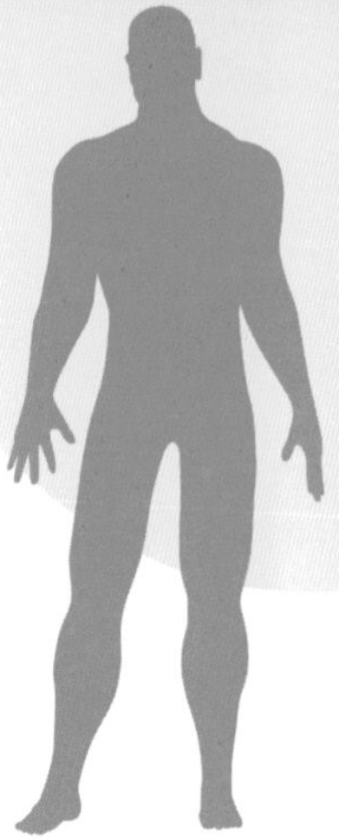

案例

六十歲的簡阿伯，晚上吃過飯在看電視的時候，突然感覺右上腹一陣一陣的刺痛，而且越來越嚴重，感覺到呼吸時右上腹更痛、很不舒服，所以不太敢用力呼吸；一個小時後痛到快昏倒了，簡阿伯的兒子趕快送他到急診室。

急診室的醫師詢問簡阿伯的過去病史並抽血檢查，發現他有B型肝炎，又貧血。簡阿伯說他已經好幾年沒有看醫生追蹤B型肝炎了，現在回想起來，最近好像比較容易疲倦。後來安排電腦斷層檢查，結果顯示肝臟有輕微的肝硬化，且表面有一顆六公分的腫瘤，已經破裂出血。急診室聯絡一般外科，先給簡阿伯輸血穩定身體狀況，再做血管攝影栓塞，順便評估有沒有其他小顆的腫瘤，等簡阿伯一切穩定後，即安排肝癌切除手術。

什麼是肝癌？

肝臟是人體內最大的器官，具有轉化營養、儲存肝醣、分泌膽汁、消化脂肪、解毒、合成白蛋白及凝血因子等，並消滅從腸道進入肝臟的細菌，是身體健康的守門員。

肝癌（肝惡性腫瘤）可分為原發性肝癌和轉移性肝癌兩大類：

1. 原發性肝癌：是指由肝本身的細胞病變而成的惡性腫瘤，稱為肝細胞癌。除了肝細胞癌，其他從肝產生的原發性肝癌包括肝膽管癌、肝細胞與肝膽管之混合型癌和肝母細胞癌等；另外由血管淋巴或肌纖維等組織產生的惡性腫瘤，稱為肉瘤。

   原發性肝癌的高危險群有B型和C型肝炎的患者、長期飲酒的人。一般早期肝癌並沒有症狀，大部分患者是在做B、C型肝炎的定期追蹤時發現。較嚴重的肝癌，可能會

肝臟與周邊器官組織

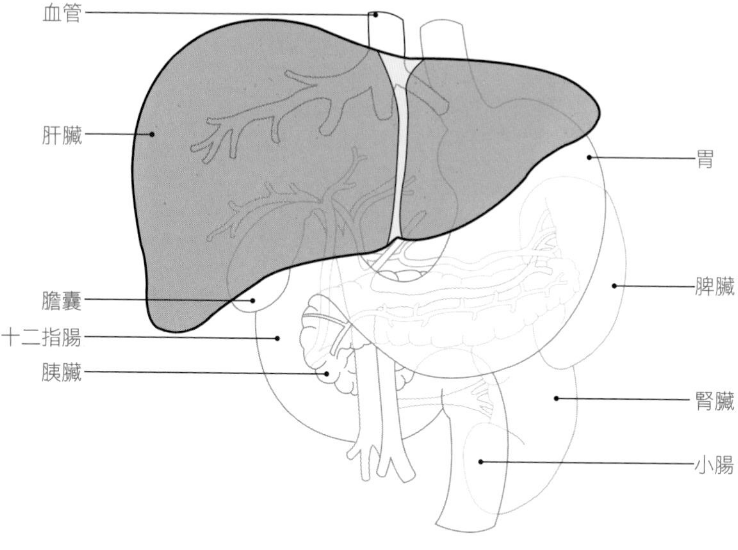

有右上腹疼痛、腫瘤出血、黃疸等症狀。

2.轉移性肝腫瘤（續發性肝腫瘤）：由其他器官或組織的癌細胞經由血液循環或淋巴循環轉移到肝臟，而後在肝臟成長的惡性腫瘤。常見的有：

a.消化道的癌症，如大腸直腸癌、胃癌、膽癌、胰癌等。

b.泌尿道的癌症，如腎癌、膀胱癌、攝護腺癌等。

c.其他如乳癌、肺癌、骨癌等。

若癌症轉移到肝臟時，有可能癌細胞已散佈到多處器官了。經過仔細檢查，如果只轉移到肝臟，且病灶是可以手術切除的，則可以考慮做肝腫瘤切除手術，如果已造成多處轉移，就不建議做手術切除，以化學治療控制腫瘤為主。

什麼是肝癌切除手術？

手術切除是肝癌治療的優先考慮方式。手術前，需先評估病患的肝功能，肝腫瘤的大小、數目，及所在位置，再決定切除的範圍。肝癌手術切除的原則是，最小的手術範圍、最小的手術危險性，讓留在體內的肝臟能足夠身體的運作，而又能獲得最好的長期效果。目前除了傳統的開腹手術外，若是腫瘤較小，且位置較靠近肝臟邊緣，同時患者的健康情況許可，沒有明顯的肝硬化，也可以考慮採用腹腔鏡輔助肝癌切除手術。

適應症

1. 癌細胞侷限於一葉至半肝，並且沒有侵犯到大血管（肝門靜脈、下腔靜脈）。
2. 肝功能良好，無明顯的黃疸、腹水、下肢浮腫或遠端轉移。
3. 心、肺、腎無嚴重的疾病。
4. 經非手術方式治療後（如經導管肝動脈化學栓塞、高頻電波燒灼或化學治療）腫瘤縮小，腫瘤侷限於肝的一側。

不進行手術的風險

肝癌的治療選擇有很多種，有手術治療和非手術治療，需要醫師評估哪一種是最適合的。不接受治療，肝癌腫瘤將蔓延、轉移，最終將導致死亡。

禁忌症

診斷為肝癌的病患中約只有一〇～十五％可接受手術切除治療，原因多是發現得太晚，癌症已經嚴重到無法開刀。有以下情況者不適合進行肝癌切除手術：

1. 腫瘤侵襲範圍廣泛，如左、右兩葉肝臟均有癌細胞。

2. 肝門靜脈被腫瘤侵犯。
3. 合併有嚴重的肝硬化導致肝功能嚴重受損，例如有明顯的黃疸，嚴重腹水。
4. 心肺功能不佳，體能狀況無法承受大手術。

替代方案

非手術的治療方式最常見的有三種：

1. 經導管肝動脈化學栓塞：將化學藥劑由導管注入到提供癌細胞營養的動脈，以堵住血流、營養之供應，而使腫瘤壞死。
2. 高頻電波燒灼：以電針插入腫瘤處，接上高頻電波，將腫瘤加熱至凝固壞死。
3. 放射線治療：目前的放射線儀器，可配合患者的呼吸，將放射線集中針對腫瘤處，殺死癌細胞。

手術的治療方式：

除了切除手術外，肝臟移植也是有效治療肝癌的方法。經過移植醫療團隊仔細評估，一般的條件有：戒酒半年以上，心肺功能良好，且單顆腫瘤小於六．五公分，腫瘤有三顆（含三顆）以下，總直徑不超過八公分，最大腫瘤不超過四．五公分，且沒有肝外轉移、血管侵犯。

手術的進行方式

手術前

手術進行前，患者需要接受驗血、胸部X光、心電圖等常規檢查。

確定接受手術的患者，需簽署寫手術同意書、麻醉同意書、輸血同意書，並且於手術前六～八小時開始禁食。（請參考〈認識安全的麻醉〉、〈認識手術〉）

手術當天會為患者注射點滴；為預防傷口感染，於手術前半個小時給予患者抗生素。

手術中

肝癌切除手術是個大手術，手術時間約三～五小時，需要全身麻醉。

肝臟分左半肝與右半肝，共有八葉。如果肝臟只有單一顆惡性腫瘤，肝功能良好，並未嚴重硬化，醫師會切除肝臟有癌細胞的部分，例如

肝癌切除手術

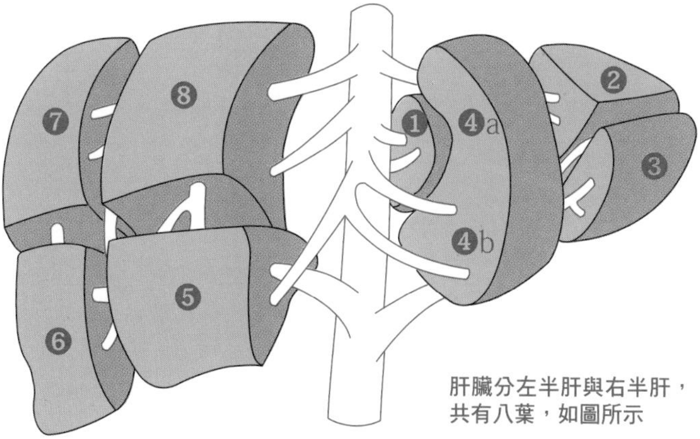

肝臟分左半肝與右半肝，共有八葉，如圖所示

切除其中一葉肝臟，稱為「單葉切除」，也可「雙葉切除」、「半肝切除」，或面積不等的部分切除（也稱楔狀切除）等。

肝臟具有驚人的自我修復能力，功能良好的肝即使被切去一半，剩餘部分也能慢慢長大並恢復原來的功能。

手術後

肝癌切除手術後的護理重點：

1. 肝功能變化：
手術後若有暫時性的肝功能恢復不全，可能有腹水、食慾差、疲倦等情形，醫護人員會酌情治療。
2. 患者身上的管路：
手術後患者身上有二～三條引流管，需要注意血水的流量。若有血液、膽汁流進引流袋，需立即告知護理人員；幾天後當血水、腹水量漸少，就可拔除引流管。
患者身上還裝置有導尿管，也是幾天後待患者可以起身就廁，就可拔除。
手術後患者會有食慾不振的情況，二～三天內可用靜脈注射補充營養，等患者恢復飲食，靜脈注射管道就可移除。
3. 傷口照護：手術後幾天內傷口和手術部位必然疼痛，可以請醫護人員給予止痛藥劑。
4. 呼吸照護：手術後患者會臥床數日，應常做深呼吸及有效的咳嗽運動，以免肺部感染。

5. 手術後若無併發症，大約七～十天即可出院。

出院後的注意事項

1. 手術後病人需多做深呼吸及有效的咳嗽運動，以利全身麻醉後的肺部擴張。
2. 若出院時仍有引流管的患者應觀察引流管有無膽汁滲漏、出血，並及時回醫院處理。
3. 沒有食物的禁忌，正常飲食即可。
4. 於手術切除後腫瘤仍有相當高的比例可能復發，包括在肝臟內或在肝臟外復發，因此病患在手術後每三～四個月必須回門診追蹤，接受超音波檢查及胎兒蛋白血清值（檢驗肝癌的指標）測定。若確定有復發，可以考慮再次切除、肝動脈栓塞、高頻電波燒灼，或化學治療，或肝臟移植，如此可延長患者的存活時間。
5. 手術後通常需要至少四～六週才能完全復原。

手術的風險和併發症

一般手術都有可能的風險和併發症發生，如傷口感染、手術部位出血、深部靜脈栓塞、尿路感染，或對麻醉藥過敏等。（請參考〈認識手術〉、〈認識安全的麻醉〉）

若手術前仔細評估，因肝癌切除手術而可能引起的風險和併發症的機率就可以降至最低。可能的風險和合併症有：

1.手術前肝功能不佳、有其他慢性疾病、抽菸、年齡大，都會增加併發症發生的機率，嚴重的併發症甚至導致死亡。

2.手術後暫時的肝臟功能恢復不全，會產生腹水、疲倦、食慾差；一段時間後，當肝臟功能恢復後，症狀即會減輕、消失。

3.手術後腹內、胸腔肋膜積水，可能需要放置引流管加以引流。

4.腹內膽汁滲漏，需放置引流管引流。

5.手術後肝功能恢復差，肝功能惡化，導致腹水，甚至引起肝衰竭、腎衰竭、肺衰竭等。

6.腸阻塞、胃潰瘍、胃出血、穿孔、食道靜脈瘤出血等。

7.傷口疼痛、腹痛、腸粘連合併阻塞等。

8.若腫瘤為惡性，追蹤期間有可能復發。

一般患者最擔心、害怕的是什麼？

手術後五年內約有一半的患者肝癌會復發，所以肝癌手術後務必依照醫護人員的指示，定期回診追蹤、檢查；即使復發了，只要肝功能良好，還可以考慮再次手術或其他非手術的治療。

張群明醫師的貼心囑咐

臺灣的肝癌死亡率是國人癌症死因的前二名。肝癌是惡性度非常高的癌症，若是肝癌晚期，其治療相當困難，從症狀出現到死亡，一般只有四～六個月。若是早期發現肝癌，早期治療，仍有長期存活的機會。

目前B型肝炎有藥物可治療，C型肝炎也可被控制。有B、C型肝炎，一定要定期追蹤，保護好肝的功能；有酗酒習慣的人要及早戒酒，愛護肝臟，每兩年一次的健康檢查，可以幫助你及時發現問題。

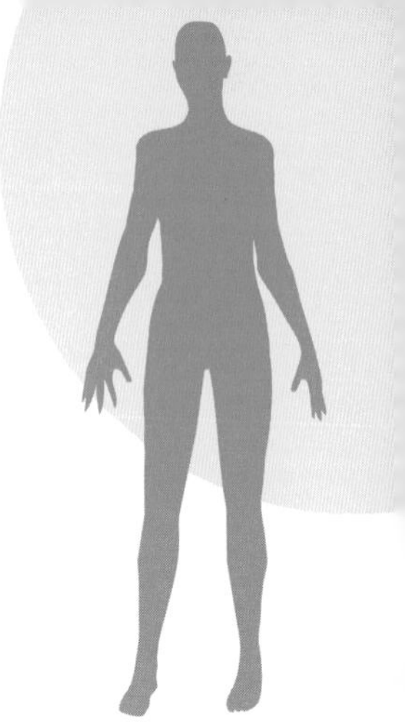

肝臟移植手術

尹文耀 醫師

案例

吳小姐，二十三歲，還在大學裡念書，準備畢業後繼續攻讀研究所。今年初開始，吳小姐皮膚上泛出一些莫名其妙的紅點，還不到三個月的時間，就蔓延成全身皮膚壞死性發炎。皮膚科建議她到風濕免疫科檢查，風濕免疫科的醫師判斷是自體免疫功能失調。風濕免疫科接手治療了五個月，竟然發現她的肝功能變差了，四天後突然陷入肝昏迷，肝膽腸胃科醫師加入會診，緊急洗肝後甦醒過來，於是繼續洗肝的療程，同時移植團隊緊急電腦登錄「財團法人器官捐贈移植登錄中心」，以最緊急的狀況尋求換肝的可能性。

在短短七天的一個洗肝療程（共五次）的等待中，吳小姐非常幸運的等到了善心的死體捐贈者，更幸運的，配對的條件都合適，於是立即進行肝臟移植手術。

肝臟捐贈之五等親圖表

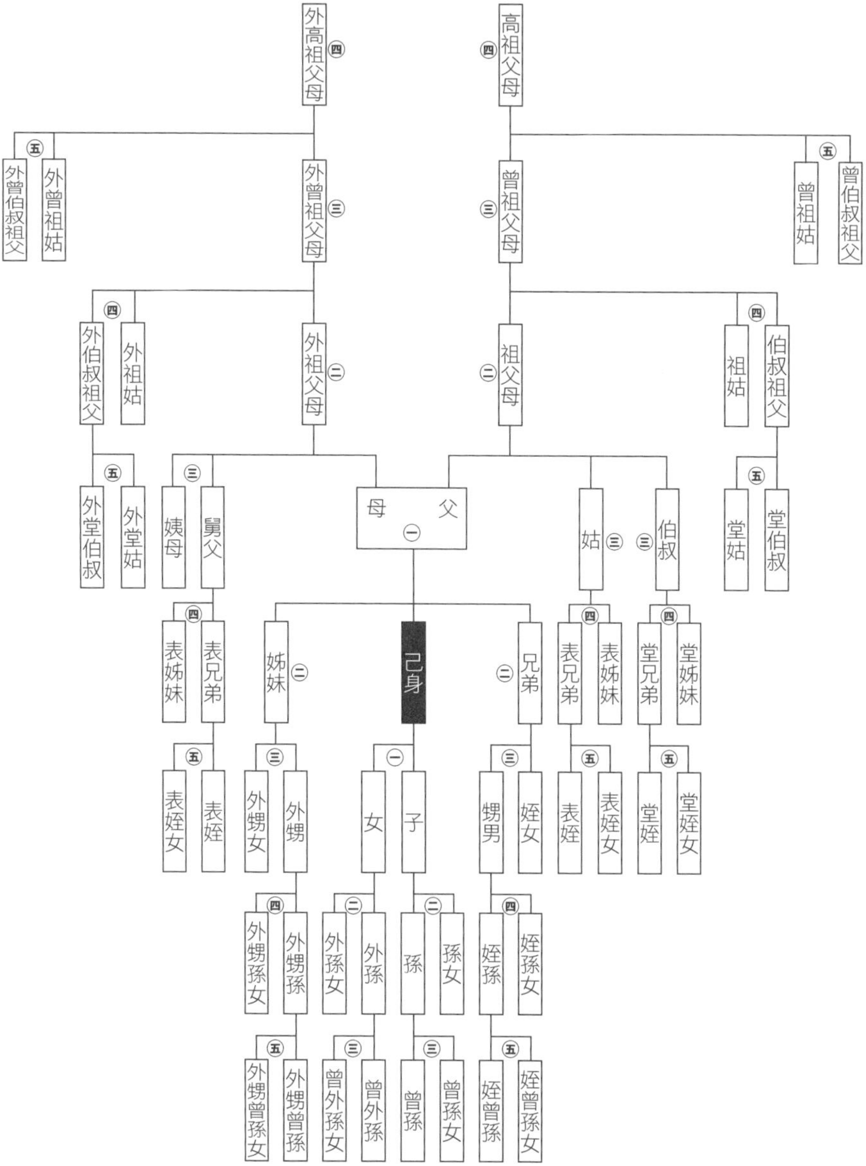
外高祖父母 四
高祖父母 四
五 外曾伯叔祖父 外曾祖姑
外曾祖父母 三
曾祖父母 三
五 曾祖姑 曾伯叔祖父
四 外伯叔祖父 外祖姑
外祖父母 二
祖父母 二
四 祖姑 伯叔祖父
五 外堂伯叔 外堂姑
三 姨母 舅父
父 母 一
姑 三
三 伯叔
五 堂姑 堂伯叔
四 表姊妹 表兄弟
姊妹 二
己身
兄弟 二
四 表兄弟 表姊妹
四 堂兄弟 堂姊妹
五 表姪女 表姪
三 外甥女 外甥
一 女 子
三 甥男 姪女
五 表姪 表姪女
五 堂姪 堂姪女
四 外甥孫女 外甥孫
二 外孫女 外孫
二 孫 孫女
四 姪孫 姪孫女
五 外甥曾孫女 外甥曾孫
三 曾外孫女 曾外孫
三 曾孫 曾孫女
五 姪曾孫 姪曾孫女

什麼是肝臟移植手術？

肝臟移植是將已經病變、無法用其他手術或藥物治療的肝臟移除，植入捐贈的肝臟，繼續擔任身體守門員的工作，例如代謝、轉化、解毒，及合成蛋白質、凝血因子等任務。捐贈的肝臟來源可以是五等親內的家屬，或是善心的腦死患者。

肝臟移植的活體捐贈者（家屬）只能捐部分肝臟；死體捐贈可取全肝，也可取部分肝；例如捐肝的死者是大人，受贈者是小孩，因體型重量的差別，受贈者只需要部分的肝臟就夠了。

手術的成功率大約七〇～九〇％以上。成功率的高低，取決於患者當時的病況，如果病情危急，相對的手術風險就比較高，而成功率也就比較低。

臺灣與美國肝臟移植病人存活率比較表

	三個月	一年	三年
臺灣	九一％	八五％	八二％
美國	九一％	八五．五％	八〇％

擷取自「中華民國器官捐贈協會」

適應症

罹患不可逆性的進行性肝臟疾病，且無任何內科、外科（移植除外）方式可以有效治療的患者，都適合接受肝臟移植手術，例如：

1. 慢性肝臟疾病逐漸惡化，以致於肝臟完全失去代償功能。
2. 罹患慢性肝臟疾病，但肝臟仍有代償能力，可是功能突然急劇惡化。
3. 發生猛爆型肝炎，導致不可逆的肝衰竭。
4. 先天性肝臟代謝疾病。
5. 不宜切除的肝臟惡性腫瘤。

不進行手術的風險

不進行肝臟移植手術，患者肝臟衰竭，失去代償功能，引起肝昏迷、細菌感染，或食道靜脈出血而後死亡。

禁忌症

1. 患者的肝癌已轉移其他器官或有其他器官、組織的惡性腫瘤。
2. 合併有肝臟以外的器官、系統衰竭，或多重器官衰竭的患者。
3. 不可逆性深度肝昏迷患者。
4. 無法控制的感染、敗血症、肺結核疾病等的患者。
5. 患有免疫系統不全或自體免疫疾病的患者。

6. 心智不正常者或無法長期配合藥物治療者。
7. 嚴重心肺功能障礙的患者。
8. 嚴重腦血管或周邊血管病變的患者。
9. 戒除酒癮未滿半年者。
10. 藥癮的患者。
11. 其他經移植團隊認定不適合進行肝臟移植手術的情形。

替代方案

目前沒有替代的方式。

手術的進行方式

手術前

經過醫療團隊的評估，在登錄到「財團法人器官捐贈移植登錄中心」，配對尋找死體肝臟的捐贈者。配對的條件如：體重、血型、組織鑑別、交叉配對、肝腎功能、肝腫瘤的情形，和等待的時間等。

當收到通知有適合的器官時，同時也會告知禁食的時間；待手術確定時，前往急診辦理住院，

部分肝臟移植手術

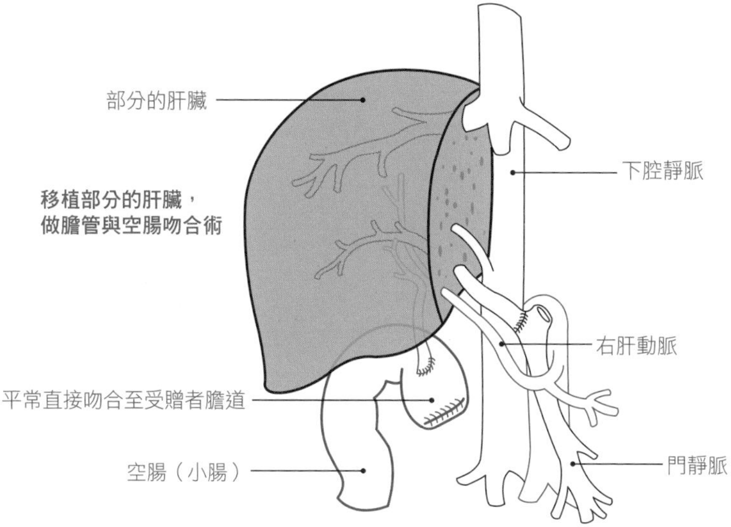

全肝移植手術

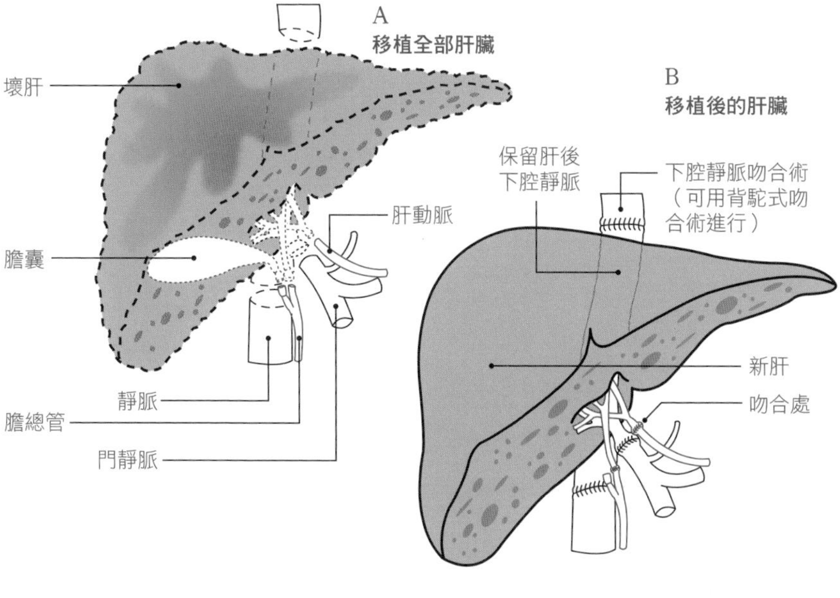

急診室的醫師會再安排手術前的檢查，評估是否合適進行移植手術。患者若有發燒、疑似進行性的感染、癌症轉移等不符合作肝臟移植手術的病症，為避免造成嚴重併發症，甚至死亡，患者應該先治療目前的疾病，等待下一次的機會。

確定可以接受手術的患者經過醫師的解說和告知後，需簽署手術、麻醉和輸血同意書。

手術中

手術大致的切除範圍或可能的重建方式：

移除患者原有之肝臟及膽囊，將捐贈者之肝臟植入患者體內，過程中需銜接捐贈者肝臟之肝動脈、門靜脈、肝靜脈及膽管至患者之相對構造，如果所取得的捐贈者血管長度不足，也可能以捐贈者或患者之其他部位血管或人工血管做銜接；若同時切除總肝管及總膽管，或原來患者之膽管已經切除或纖維化，則可能以空腸（小腸）銜接肝內膽管，做膽管之重建。

手術中也可能因病患的病情或應手術需要，切除脾臟、病理切片，或僅做剖腹探查。

手術時間約六～十二小時，視患者的情況、手術的複雜程度而定。

手術後

手術結束後轉送外科加護病房，密切監測生命徵象。由於手術後必須慎防感染，所有訪客進入加護病房前都需配合洗手、戴口罩、手術帽及穿隔離衣等隔離措施；若有呼吸道或其他急性感染的親友不可探訪。一般在加護病房約五～十天，待患者的狀況穩定後，則轉回移植病房。

患者在移植病房時，除了須持續監測患者的心、肝、腎功能外、還要預防、控制可能造成感染、排斥的問題。

如果手術一切順利，又沒有嚴重排斥、感染或其他併發症發生，患者復原情況良好，約三週～一個月內就可以出院。

出院後的注意事項

1. 若患者出院時身上仍有引流管，需每日記錄各引流管的流量及顏色、質地，且避免拉扯到管道。
2. 如果傷口出現紅腫熱痛、滲漏現象、引流管阻塞不通或脫出、體重突然增加、皮膚或眼睛泛黃、糞便顏色偏淡或偏黑、高燒、呼吸急促、持續嘔吐、腹脹、嚴重腹瀉、腹痛時，應立即和器官移植團隊聯絡，尋求解答，必要時隨時回醫院治療。
3. 出院後需定期及長期回移植門診複診、追蹤及取藥，如有發燒、排斥等情況，應立即住院治療。
4. 因需長期服用抗排斥藥物，在藥物使用上需特別小心，避免造成藥物交互作用，並須避免各種會干擾免疫的食物及藥品。
5. 因為抗排斥的藥物，在劑量、藥效的持續時間上是經過仔細計算的，所以必須謹遵醫囑，按時服藥。

手術的風險和併發症

1.麻醉可能發生的風險：
手術中採取全身麻醉；手術後、進食前使用肌肉或靜脈注射止痛藥，開始進食後則改為口服止痛藥以減輕傷口疼痛。麻醉可能發生的併發症包括噁心、嘔吐、全身痠痛、喉嚨痛、喉嚨沙啞；嚴重併發症如呼吸困難、中風、心肌梗塞等的發生率較低，通常發生在年紀大、肥胖、有吸菸、罹患心肺疾病、糖尿病、腎臟病、高血壓，以及嚴重其他內科疾病的患者。
（請參考〈認識安全的麻醉〉）

2.一般手術可能發生的風險：
肺積痰，造成肺部感染；凝固的血塊阻塞血管，造成下肢深部靜脈血栓，甚至肺動脈栓塞；腦部或心臟的血流不足，造成中風或心臟缺氧；手術部位大量出血；導管置放所造成的感染等。（請參考〈認識手術〉）

3.肝臟移植可能發生的風險和併發症：
a.傷口癒合不良或疝氣。
b.解尿困難，尤其是年齡較大的男性。
c.上腹部的手術，可能引起鄰近器官的風險和併發症，例如：
胰臟發炎。
橫膈膜損傷、破洞。

膽道傷害，造成膽道阻塞、滲漏，有時必須放置導管引流，嚴重的需要第二次手術。

腸胃道損傷。

腸沾黏，造成腸阻塞。

腸蠕動不良，造成食慾不好，腹脹。

d. 產生腹水或胸水。

e. 所移植的肝臟功能異常，嚴重時需要再度換肝。

4. 排斥：通常在手術後六個月內發生，排斥是器官移植較常見的併發症，大多數患者需終生服用抗排斥藥物（免疫抑制劑），就可以將發生機率降低，且得到控制。

5. 肝臟疾病復發：有些患者在肝臟移植後多年，仍會再發生移植前的肝臟疾病。疾病復發通常發生在B型肝炎、C型肝炎、肝癌，或肝臟自體免疫疾病的患者身上。肝臟移植是一種治療，並非完全治癒原本疾病的方法。如果有復發的跡象出現，就必須追蹤、檢查，以監測復發的疾病。

手術前肝臟功能不好、有其他器官的慢性疾病（如心肺腎等功能不佳）、抽菸、年齡較大等，都會增加併發症發生的機率，部分嚴重的併發症可能導致死亡。手術死亡率大約是五～一〇%。

手術成功或失敗的因素

肝臟移植在所有移植手術中算是比較複雜，且手術時間最長的一項手術。一個成功的肝臟移植手術，除了手術本身之外，還需要患者良好的配合，如手術前的身心準備、手術後的照護，及出院後定期追蹤檢查等，這些因素都會影響移植手術的成功率。

尹文耀醫師的貼心叮嚀

患者和家人都屬於整個移植團隊的成員，移植手術之前、之後的每一個環節，移植團隊裡的每一個人，醫療人員、患者、家人都應協力參與。家人的配合及支持對患者有絕對性的需要，也深深影響到手術成功與否的關鍵。

等待移植的患者應隨時準備好自己的心理與生理，以應付一場手術的硬仗，例如：

1. 控制好慢性內科疾病。
2. 小心感染、感冒等急症。
3. 適度的運動以培養體力。
4. 均衡的飲食以調養健康。

了解手術前的準備、手術中及手術後的可能風險與併發症、手術後的復健等知識，來迎接好不容易得到的再生機會！

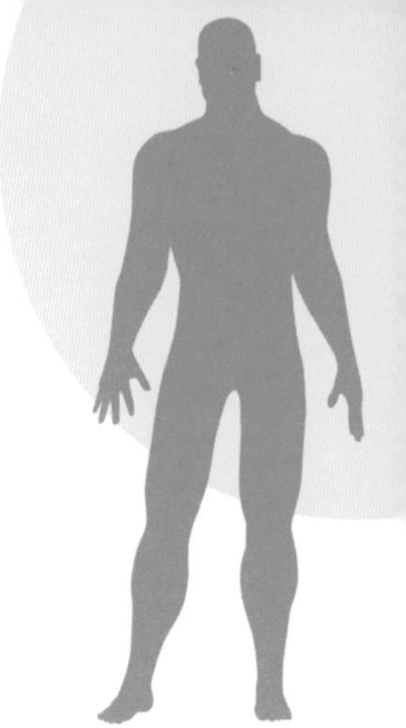

胰臟頭部惡性腫瘤切除手術

魏昌國 醫師

案例

曹先生，六十五歲，退休的老師，身體還不錯，只有些微的過重。最近五、六個月來，比較沒有胃口，體重有減輕的情形，他本想，這樣剛好可以減肥，可是體重一直下降，也越來越容易疲倦，太太就說他越來越像隻貓，總是待在家裡，老愛打盹兒。後來曹太太發現，曹先生的皮膚泛黃，眼白也偏黃，叨叨念了幾天，要他去看看是不是肝出了問題。一天早上起床，曹先生突然發現他的尿液顏色是深茶色的，於是和太太商量，請兒子次日陪他去看醫生。

在肝膽腸胃科抽血檢驗，又做腹部超音波，醫生懷疑曹先生得了胰臟腫瘤，請一般外科會診；外科醫師又替他做腹部電腦斷層掃描，確定是胰臟頭部惡性腫瘤，三公分大，且已侵犯到膽管、十二指腸了，於是建議他做胰臟切除手術。

什麼是胰臟頭部惡性腫瘤？

胰臟分為頭部、體部和尾部；主要功能分為兩部分：內分泌細胞製造胰島素，可調控血糖，外分泌細胞製造消化性酵素，分解醣類、蛋白質，和脂肪。

絕大多數的胰臟癌為腺癌，源自胰外分泌腺體；胰臟癌的發生率在頭部的約占七〇％，體部約二〇％，尾部約一〇％。當腫瘤細胞長在體部或尾部時，由於胰臟位於體內深部後腹膜腔的位置，患者可能沒有任何症狀，直到腫瘤長得很大時才被發現，通常已是癌症末期。長在胰臟頭部的惡性腫瘤常侵犯的範圍包括十二指腸、總膽管及胃幽門部；症狀有腹痛、消化不良和體重減輕等；當腫瘤壓迫到膽管時，患者會出現黃疸，皮膚搔癢，甚至灰白色糞便等情形，就醫時才診斷出來。

胰臟腫瘤發生的原因不明，但已知有些因素可

胰臟頭部惡性腫瘤

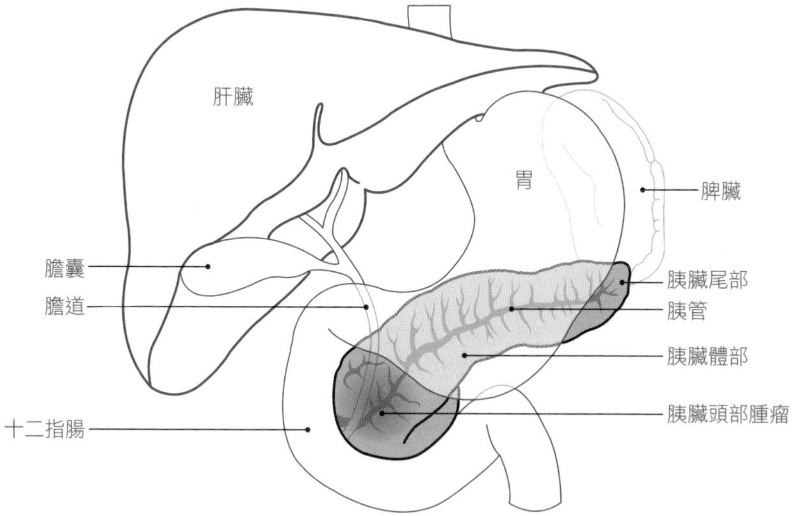

能增加致病的機率，包括年齡（五十歲以上的中、老年人）、抽菸、脂肪過高、糖尿病、胃潰瘍手術後、慢性胰臟炎及糖尿病等。

什麼是胰臟頭部惡性腫瘤切除手術？

手術包括切除和重建兩個部分：

1. 切除器官：膽囊與總膽管、胰臟頭部、十二指腸（及部分的胃）。
2. 器官重建：縫合膽管與小腸、胰臟與胃（或小腸）、胃與小腸。

切除的範圍和重建的部位依腫瘤分布的位置決定。

適應症

胰臟頭部惡性腫瘤的治療以手術切除效果最好，化學治療和放射性治療有部分療效。若評估能以外科手術完全切除時，應以手術為首選；若評估不能完全切除時，可考慮膽管繞道手術，改善黃疸的症狀。

不進行手術的風險

阻塞性黃疸症狀無法解除，肝功能會快速衰竭，惡性腫瘤有轉移到其他器官的風險，進而危及生命。

禁忌症

1. 年紀太大、有嚴重的慢性疾病、心肺功能不佳的患者。
2. 手術前已發現癌細胞轉移到其他器官，或局部重大血管被癌細胞侵犯的患者。

替代方案

1. 患者的腫瘤過大，無法以手術切除，但同時合併有黃疸症狀時，可以考慮：
   a. 胃空腸及膽管（囊）空腸吻合雙重姑息性繞道手術。
   b. 經胃鏡逆行性胰臟膽管攝影術內置膽管支架。
   c. 經皮穿肝膽汁引流術。
2. 若腫瘤已侵犯十二指腸，造成食慾不振、噁心、嘔吐，可施行腸胃造口手術或插入鼻胃管以改善症狀。
3. 腫瘤所造成的疼痛，可以嗎啡類藥物或神經阻斷痲醉劑來減輕症狀。
4. 化學藥物治療、放射線治療也有減緩症狀的療效。

手術的進行方式

手術前

1. 手術前需要做驗血、胸部X光、心電圖及心肺功能評估等，以確定患者的狀況目前適合手術。
2. 醫療團隊將解說手術的情形、可能的風險與併發症、替代方案等；患者或家屬需簽署手術、麻醉、輸血同意書。（請參考〈認識安全的麻醉〉、〈認識手術〉）
3. 手術前須空腹六～八小時。

手術中

手術切除範圍大致包括：

1. 胰臟頭部及體部一部分。
2. 膽囊及部分總膽管。
3. 十二指腸及近端空腸，可能部分胃切除。

重建方式大致包括三大部分：

胰臟頭部惡性腫瘤切除手術

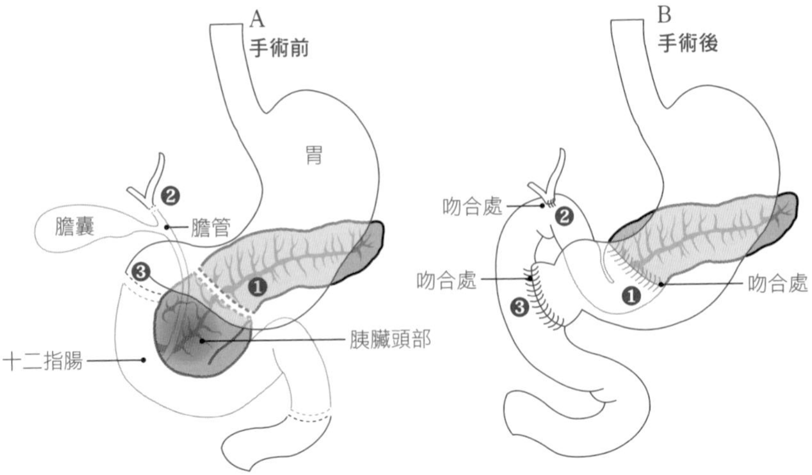

1.胰管與腸胃道吻合術。
2.膽道與腸管吻合術。
3.腸胃道重建術。

手術中須根據患者的實際狀況調整手術的方式、切除的範圍及重建的方式。手術中若發現腫瘤已侵犯到大血管，或周圍組織等情形，將只做「繞道手術」，而放棄切除腫瘤。手術時間約六～十小時。

手術後

1.手術完成後，患者將留置在恢復室約一個小時，由護理人員監測生理現象，待患者情況穩定，即可推送回病房。若病患年紀大或心肺功能不佳，則考慮送加護病房照顧。
2.手術後患者身上留置有鼻胃管、導尿管和腹部引流管，需注意管道的暢通。當患者可以起身如廁，就可以通知醫護人員拔除導尿管；當引流管裡的血水量少、沒有吻合處滲漏時，醫師會考慮拔除引流管。
3.醫療團隊將密切注意患者的進食狀況和排泄情形；如果不理想，將做進一步處理。
4.傷口部位的疼痛會持續幾天，應會漸漸減輕；如果疼痛難耐，可請護理人員注射止痛劑或給予止痛藥。
5.如果患者的情況穩定，沒有發生任何手術後併發症，約二週後，即可出院；若發生併發症，則視嚴重程度，需延長住院時間，直到痊癒。

出院後的注意事項

1. 如出院時患者身體上仍有幾條用來監測或治療用的管道（如腹部引流管），患者或家屬須每日記錄各導管的流量及顏色，並保持導管暢通，避免拉扯、扭曲到導管。
2. 出院後，傷口需每天換藥、保持清潔乾燥，並定時回診複檢。
3. 如果有高燒，傷口出現紅、腫、熱、痛、有滲出液或出血現象，持續嘔吐、腹脹、大量腹瀉、劇烈腹痛、黃疸、引流管阻塞或滑脫等情形時，應立即回醫院診治。
4. 若有合併胃部部分切除的患者，由於胃容量縮少，應少量多餐、細嚼慢嚥，以容易消化的食物為主。
5. 禁止喝酒，少吃甜食、油炸、油煎或油酥的高脂肪食物，以減少胰臟的負荷。

手術的風險和併發症

一般手術和麻醉都有可能的風險和併發症，如手術部位出血、感染、發炎、深部靜脈栓塞、肺炎、麻醉藥物過敏等。（請參考〈認識手術〉、〈認識安全的麻醉〉）

胰臟頭部的惡性腫瘤切除術是一個複雜而危險的手術。由於近年來手術技術及手術後照護的進步，已經可以將死亡率降至最低（約三～五％以下），但還是有一些手術的風險和手術後的併發症與後遺症：

1. 有約三分之一的患者可能有胃排空障礙，手術後約一個月才能經口進食。
2. 胰臟或膽管與腸道的吻合處發生滲漏，而產生腹內膿瘍的機率約為四分之一，其中約有一○％的患者需要再次手術。
3. 手術後出血（包括胃腸道出血或是腹腔內出血）的現象約為五％，其中一半的患者可能必須再次手術才能控制。
4. 手術後可能發生胰臟內分泌、外分泌功能不全，造成糖尿病或油脂性下痢，日後可能需靠降血糖 藥物或胰島素控制血糖 ，及口服胰臟酵素幫助消化。
5. 潛在腸沾黏、引發腸阻塞的可能。
6. 手術後之存活率依原發腫瘤的分期而定。

手術成功或失敗的因素

因為重建吻合處有三處，都必須癒合順利、沒有滲漏，才算是成功的手術；而一些非手術相關的併發症，則必須小心預防、處置。

魏昌國醫師的貼心囑咐

根據民國九十八年行政院衛生署所公布的統計顯示，臺灣之胰臟惡性腫瘤發生率占全部惡性腫瘤的三．七五％，死亡率排名第九位；胰臟惡性腫瘤切除手術的死亡率約二～五％，而五年存活率仍低於五％。

目前胰臟惡性腫瘤切除手術治癒疾病的機率並不大，主要原因是胰臟腫瘤初期所引起的症狀常被誤診為腸胃道疾病，或等腫瘤大到一定的程度後才被發現，通常已錯過可以手術切除的時機；約只有二○％的病人能做根治性的切除手術。所以定期健康檢查，早期發現，早期勇敢接受治療，才有機會痊癒。

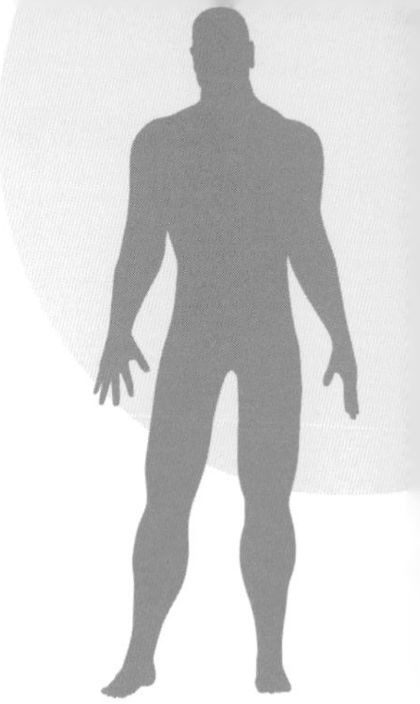

腹腔鏡膽囊切除手術

張群明 醫師

案例

周先生，貨運卡車司機，中廣身材。平常身體狀況很好，交遊廣闊，尤其喜歡和朋友吃吃喝喝，最近就開了個小宴會，慶祝他的五十一歲生日。朋友們興致很高，欲罷不能，嚷嚷著要去外面續攤；周先生雖然很想去，但覺得上腹部有點悶，還帶點絞痛，就藉口說明天要跑長途，需要早點休息而拒絕了。

連續三天周先生的症狀發展是右上腹疼痛越來越明顯，以為是胃痛，服了一些胃藥，但悶痛持續並沒有改善，且痛到背部右邊。第四天開始輕微的發燒，不想吃東西，因此來急診室檢查。檢查時發現周先生發燒，體溫攝氏三十八度，發炎指數顯示白血球上升，按壓右上腹部在吸氣時特別痛，超音波檢查發現膽囊腫大，膽囊壁變厚，並且膽囊內有結石與膽砂。

什麼是膽囊結石？

膽囊是個存放濃縮膽汁的器官，膽汁可以幫助消化脂肪類食物。膽汁主要由卵磷脂及膽固醇依一定比例組成，如果比例改變，會有結晶形成，大的結晶則成結石。造成膽汁比例改變的因素有：高脂肪飲食、細菌感染、輸血、肝炎、糖尿病、先天的脂肪異常等。

為了消化脂肪，膽囊內的膽汁會大量排出，在排出的過程中，已形成的結石可能會造成膽囊出口阻塞而引起膽囊炎，嚴重的可能造成膽囊化膿、壞死。膽囊內的結石若移動到膽管，稱為膽管結石；當膽管結石塞到膽管狹窄處或接近總膽管出口處，可能引起合併症，例如：膽管炎、胰臟炎、膽道腸瘻管，甚至敗血症，少部分病人會引起膽囊癌或膽管癌發生。

大部分的膽結石是沒有症狀的，要等到膽結石塞住膽囊或膽道出口，阻礙了膽汁排出，造成

膽道系統結石

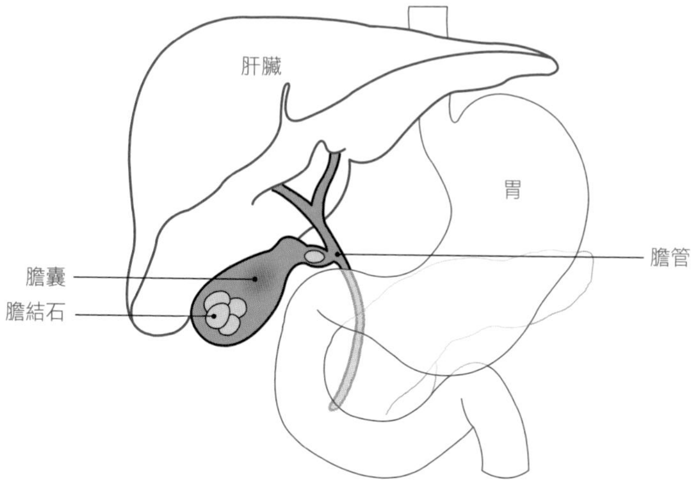

膽汁淤塞，引起細菌感染，才會有噁心、右上腹不適、疼痛、壓痛等症狀，尤其在飯後特別明顯，嚴重者還有發燒、黃疸、胰臟炎。

什麼是腹腔鏡膽囊切除手術？

腹腔鏡膽囊切除手術是利用腹腔鏡進行微創手術。不同於傳統的剖腹手術，因為傷口小，感染機率低、傷口復原快，住院時間短，已成為膽囊結石的標準手術。

適應症

1. 有症狀的單純膽結石。
2. 急性或慢性的膽囊炎。
3. 有惡性疑慮的膽息肉。

不進行手術的風險

1. 各類相關的膽囊炎症：膽結石不治療可能引起反覆的膽囊發炎、膽道發炎、胰臟發炎等。
2. 膽絞痛：膽囊結石易卡在膽囊頸部或膽囊管內，造成膽囊裡的膽汁流不出去，使膽囊內壓力升高，膽囊為排出膽汁，不得不加強收縮，而產生了劇烈的絞痛。這種絞痛常常是持續性、陣發性加重，嚴重者出現休克，甚至生命危險。

3. 膽囊癌：膽囊癌患者通常都有膽結石。有資料顯示約〇．五％～一％的膽囊結石併發膽囊癌，而在進行膽結石手術時才發現膽囊癌，已為晚期，此時治療效果有限，大多數患者在一年內死亡。

禁忌症

由於手術進行前，患者需要全身麻醉，但是年紀大，且罹患高血壓、心臟病、心肌梗塞、慢性肺阻塞疾病、腎臟病、糖尿病的患者，因為身體承受麻醉的適應度較低，所以需要經由醫師診斷、評估後，再決定患者是不是適合進行手術，如果不適合，就採用經皮穿刺術或保守療法，或是等待患者病情改善適合麻醉後，再進行手術。

以下情形無法用腹腔鏡膽囊切除術，而要改以傳統剖腹方式切除膽囊：

1. 膽囊嚴重發炎，且膽囊附近結構出血或沾黏嚴重，不易辨識。
2. 曾於上腹部接受過手術，且極度沾黏。
3. 無法確定的解剖異常。
4. 合併總膽管結石且無法用腹腔鏡取出結石。
5. 手術過程中有出血、腸子破裂的情況發生。

6. 有心臟及肺臟疾病的患者，經評估不適合氣腹狀態。
7. 有出血傾向，或凝血功能異常。

替代方案

1. 剖腹式膽囊切除手術：切口約十～十五公分，需住院五～八天；因切口較大，復原期相對較長，約一～一．五個月才能回去上班。
2. 經皮穿刺術：將引流管從右上腹穿刺置入到膽囊內，讓累積在膽囊內過量、發炎的膽汁，經由引流管排出體外，讓症狀暫時緩解。
3. 保守療法：使用抗生素藥物來控制病情。

經皮穿刺術和保守療法，大多可暫時控制緩解膽囊發炎，但是未來膽囊炎仍有可能復發，如果要徹底的治療膽囊炎，膽囊切除術是比較完善的治療方式。

手術的進行方式

手術前

手術進行前，患者需要接受驗血、胸部X光、心電圖等檢查。

確定接受手術的患者，必須簽署手術同意書、麻醉同意書、輸血同意書，並且於手術前六～

八小時開始禁食。（請參考〈認識安全的麻醉〉、〈認識手術〉）

手術當天會為患者注射點滴；為預防傷口感染，於手術前半個小時給予患者抗生素。

手術中

麻醉、消毒後，醫師用手術刀在病患的肚臍附近，切開一個大約一公分的切口，將約二～五公升的二氧化碳灌注到腹腔中，使腹腔膨脹，增加腹腔的空間，再置入腹腔鏡確認膽囊的位置。之後，醫師會在一開始切開的肚臍切口附近，再切開三個大約〇．五～一公分的切口，置入腹腔鏡的手術器械，將膽囊切除，放入袋子裡，再由肚臍的切口取出，並將腹腔內的二氧化碳從這些切口排放出去，在腹腔內放置一條引流管，讓殘餘的血水排出。

手術時間大概是一小時，但是可能會因為病患的傷勢與個人體質的不同，手術時間也有所不

腹腔鏡膽囊切除手術

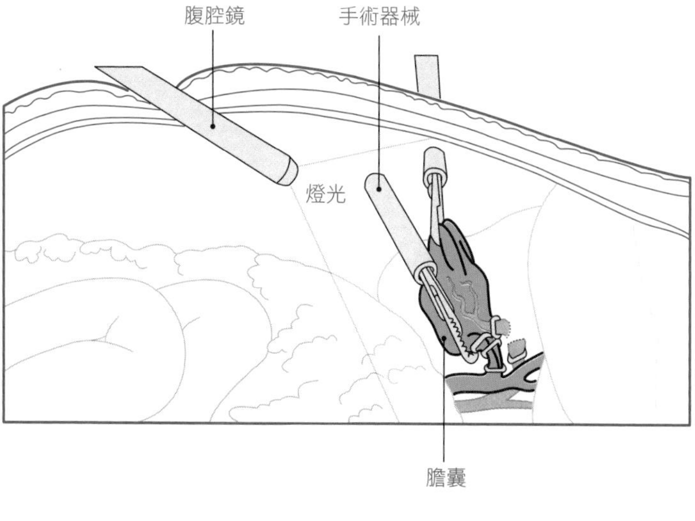

同。

約九五％以上的患者可順利由腹腔鏡將膽囊取出，少部分的患者若手術中發現膽囊嚴重發炎，或是解剖結構有變異，為了患者的安全，會改為傳統的剖腹手術。

手術後

1. 手術後第一、二天先禁食，等第三、四天腸胃道恢復功能，開始排氣（放屁）後，即可喝水進食。飲食以清淡為主，不要太油膩以免腹瀉。
2. 手術後麻醉藥可能引起暫時性的噁心或嘔吐。
3. 手術後當天即可下床就廁，三～六天後即可完全活動，沒有限制。
4. 傷口疼痛，通常口服止痛劑即可止痛。
5. 每天護理人員將為傷口換藥。如有出血、滲液，請告知護理人員。
6. 少部分患者於手術後可能有：
   a. 輕微肩痛情形，短期內會消失。
   b. 一～二天輕微發燒（攝氏三十七～三十八度之間）。
7. 年紀大的病患可能有神經性膀胱功能異常情況，通常手術後會有導尿管留置在膀胱及尿道，約一～三天拔除。
8. 手術後大概四～六天，即可回家休養。

出院後的注意事項

1. 飲食無絕對禁忌，但忌食油膩食物，以免腹瀉。
2. 傷口保持乾淨，不需換藥。
3. 若腹部有引流管和引流袋，請記錄每天的顏色和引流量。正常顏色為淡黃色，且每天流量應少於五十毫升；若有顏色改變或引流量大增時，應立即前往急診室或門診就診。
4. 定期回診。
5. 有下列情形應立即前往急診室或門診檢查：
   a. 寒顫、發燒至攝氏三十八．五度以上。
   b. 出血。
   c. 傷口紅腫、有膿排出。
   d. 持續的咳嗽、呼吸困難。
   e. 腹部有持續的腫脹、疼痛現象，
   f. 持續的嘔吐、噁心。
   g. 不明原因的食慾不振、疲勞。

手術的風險和併發症

一般手術都可能引起的風險和可能併發症有傷口感染、手術部位出血、血栓，或對麻醉藥過敏等，請參考〈認識手術〉、〈認識安全的麻醉〉。

因腹腔鏡膽囊切除手術的風險和可能併發症有：

1. 因手術造成膽道損傷。
2. 膽管受損引起膽汁滲漏。
3. 殘留膽道結石。
4. 膽管阻塞。
5. 因手術造成腸胃道損傷。
6. 肋骨發炎。
7. 二氧化碳氣腹引起的併發症：
   肩膀、背部疼痛、皮下氣腫、二氧化碳氣體栓塞症（如中風）等。
8. 其他較少見的併發症如感染性筋膜炎。

以上併發症產生的機會皆不高。若發生時，有些可能需要再次手術，以解決立即的症狀和風險。

張群明醫師的貼心囑咐

膽囊切除後對身體不會有太大的影響，因為膽囊的功能是儲存膽汁，而膽汁是由肝臟製造的，膽囊切除後，膽汁沒有膽囊可以儲存，就會直接排入腸子內，若吃了太油膩的食物，一時間會沒有足夠的膽汁幫助消化大量的脂肪，容易引起腹瀉，且排泄物含有油脂。所以膽囊切除後，不能吃太油膩的食物。

因為現代飲食越來越好，越來越油，事實上大部分的人都有膽結石，只是沒有引起症狀。目前醫學上並沒有特效藥可以清除膽結石，只要正常飲食，不要暴飲暴食，不要太油膩，多吃蔬菜水果，少吃大魚大肉，就會讓膽結石、急性膽囊炎的情況減少，甚至可以與膽結石和平共處。

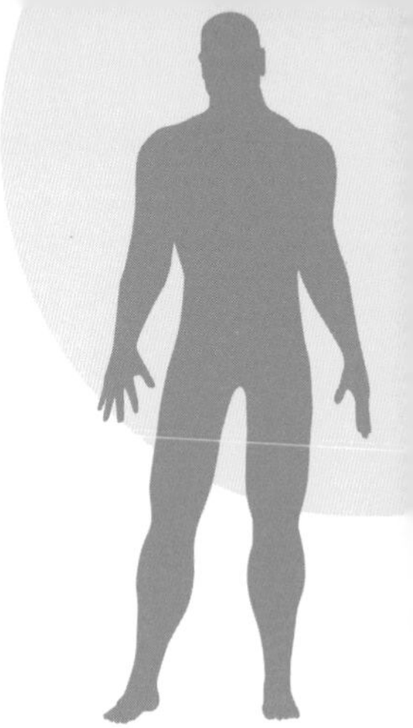

腹腔鏡腎上腺腫瘤切除手術

魏昌國 醫師

案例

吳同學，還在大學念書，很愛打籃球，可是最近打起球來喘得很厲害，手腳都有無力感，有時還抽筋，且老是口乾舌燥，多喝多尿。有一個週末回家，媽媽說他怎麼臉這麼紅，像他有高血壓的老爸一樣。老爸也盯著他看，問他最近有沒有常頭痛，他說「有耶！」吳媽媽馬上去拿血壓計來量，結果顯示收縮壓二〇〇，舒張壓一二〇毫米汞柱。

心血管科的醫生也認為他這麼年輕就有高血壓，是有點奇怪，要他先驗血。驗血報告顯示他的血液中鉀離子偏低。醫生開了控制高血壓的藥，也建議他們再看內分泌科和腎臟科，有可能是次發性高血壓，不是真正的高血壓。

後來是內分泌科醫師看了驗血報告，再為吳同學做超音波的檢查，證實了心血管科醫師的懷疑，電腦斷層也看出左邊腎上腺有一個大約三公分的腫瘤。於是請一般外科會診，為他做手術治療。

什麼是腎上腺腫瘤？

腎上腺有兩個，各位於左、右腎臟的上方，體積雖小，分泌的荷爾蒙對身體有很重要的功能。腎上腺外層的皮質分泌「腎上腺皮質激素」，是維持生命活動所必需的，如脂肪的代謝、蛋白質、醣類、電解值平衡的調節、維持血壓、心臟血管功能。許多腎上腺激素和它的類似物都已做成藥物，例如類固醇。內層的髓質分泌「腎上腺髓質激素」，簡稱腎上腺素，有加快心跳、使血管收縮、升高血壓等生理功能，和對突發性緊急狀況的立即反應等有重要的作用。

大部分的腎上腺腫瘤是良性的，可以分為功能性及非功能性兩種。具功能性的腎上腺腫瘤，會依所分泌過量的荷爾蒙成分，引發病患各種不同的症狀，如電解質不平衡、血壓升高、外觀改變等；非功能性的腎上腺腫瘤，平常不易

腎上腺

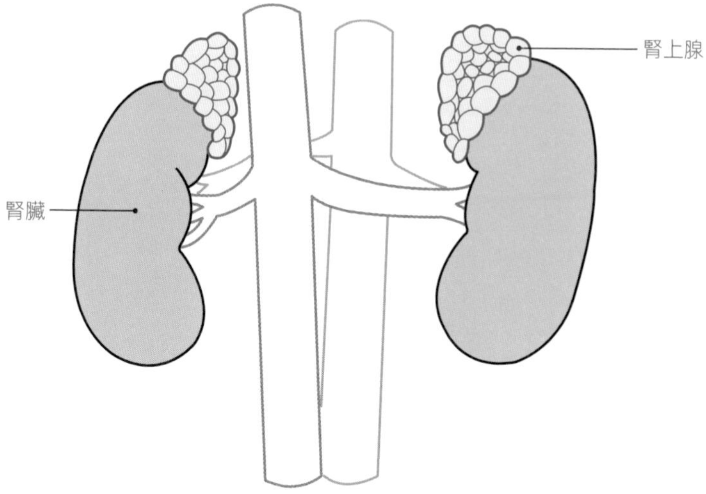

發覺，多是接受其他檢查，例如腹部電腦斷層檢查時發現。

常見的三種功能性腎上腺腫瘤有：

1. 醛固酮增多症：由腎上腺皮質內分泌醛固酮的細胞不正常的增生，稱為高醛固酮血症，造成高血壓、血中鉀離子降低的症狀。
2. 嗜鉻細胞瘤：長在腎上腺髓質部，腫瘤造成腎上腺素分泌過多，症狀有高血壓、心悸、臉部潮紅等。
3. 庫欣氏症候群：腎上腺皮質激素分泌過多所致，造成的因素有外源性和內源性兩種：
   a. 外源性因素有長期服用含類固醇類的藥物，使體內腎上腺皮質素長時間處於高亢的狀況所致。
   b. 內源性因素多是腦下垂體腫瘤造成腦下垂腺分泌腎上腺皮促素過量，刺激腎上腺皮質激素增加所引起，或腎上腺腫瘤造成過度分泌腎上腺皮質激素所致。症狀如月亮臉、水牛肩、軀體肥胖、肌肉無力、體毛增加及高血壓等。

功能性腫瘤的症狀多有次發性高血壓（如年輕而有高血壓，卻沒有高血壓的病因，且血壓以藥物控制效果不佳），通常是患者因為高血壓在心臟內科就醫時檢查出來的。

什麼是腹腔鏡腎上腺腫瘤切除手術？

1. 目前在腎上腺腫瘤的治療上，多以腹腔鏡腎上腺切除術為主。由於腎上腺位於體內深層的位置，腫瘤通常不大，腹腔鏡可以進入體內深處並放大影像，讓手術順利進行。

2. 腹腔鏡手術的優點有傷口小、疼痛及出血較少、復原較迅速、住院日數較短等，將來也不會像傳統剖腹手術，有一道長達十五公分的疤痕，及傷口併發症。

適應症

1. 所有功能性的腎上腺腫瘤，因為影響腎上腺的功能，連帶影響身體健康。
2. 大於四公分的非功能性腎上腺腫瘤，有逐漸長大的趨勢，或有惡性腫瘤的可能性。

不進行手術的風險

1. 若為功能性腎上腺腫瘤，血壓可能難以控制，而有導致中風的可能性，低血鉀也有可能造成心律不整的風險。
2. 若為惡性腫瘤，可能有癌細胞擴散的風險。

禁忌症

1. 手術前的影像檢查顯示腫瘤太大。
2. 腎上腺周圍組織嚴重粘黏。

3.懷疑是惡性腫瘤。

以上都須改以傳統剖腹手術處理。

替代方案

1.傳統剖腹切除術，從側腹或上腹部，沿著肋骨的下緣，切開約十五～二十公分。
2.從後腹腔進行腹腔鏡腎上腺手術，這個手術由泌尿科醫師執行。
3.有些良性的腎上腺腫瘤可以先以藥物控制症狀。

手術進行的方式

手術前

1.患嗜鉻細胞瘤的患者需要在手術前服用藥物，將血壓和心跳控制穩定。
2.手術前一天需要做驗血、胸部X光、心電圖等常規檢驗，以確定患者的狀況目前適合手術。
3.醫療團隊將解說手術的情形、可能的風險與併發症、替代方案等，患者或家屬須簽署麻醉、手術、輸血同意書。（請參考〈認識安全的麻醉〉、〈認識手術〉）
4.手術前須空腹六～八小時。

手術中

手術採全身麻醉。從側腹到上腹部切開三～四個〇．五～一公分的切口，注入二氧化碳，讓腹腔有更大的空間，放入腹腔鏡及需要的手術器械，利用螢幕上放大的影像將腎上腺切除後，放入一個袋子裡，再經由其中的一個小切口取出。

有些時候必須於中途終止腹腔鏡手術，改為傳統的剖腹手術，可能的原因包括：腫瘤和周圍組織嚴重粘黏、手術中發現疑是惡性腫瘤、無法控制的大量出血、手術中傷及其他重要器官等。

手術後身上可能有引流管、導尿管、鼻胃管及靜脈導管。

手術時間約二小時。

手術後

手術後患者身上有導尿管和引流管，需注意管

腹腔鏡腎上腺腫瘤切除手術

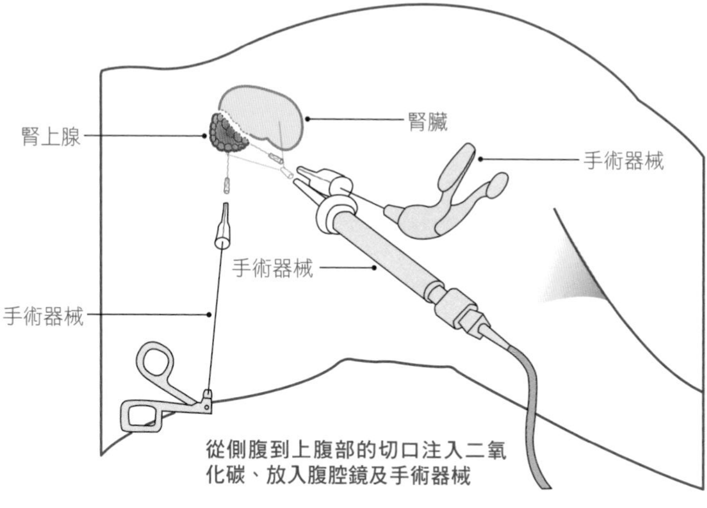

線的暢通。當患者可以起身如廁，就可以拔除導尿管；當引流管裡的血水越來越少時，醫師會考慮拔除。

醫療團對將密切注意患者的進食狀況和排泄情形，如果不理想，將做進一步處理。

傷口部位的疼痛會持續幾天，但會漸漸減輕；如果疼痛難耐，可請護理人員注射止痛劑或給予止痛藥。

三～五天後，如果患者的情況穩定，即可出院。

出院後的注意事項

大多數的良性腎上腺腫瘤可以藉由手術治療而痊癒；少部分的患者可能因其他合併症狀，手術後需要繼續服用原來的藥物，或是減量服用。

如果患者有以下情況，需立即就醫：

1. 發冷、高燒超過攝氏三十九度。
2. 傷口部位出血。
3. 腹部腫脹。
4. 止痛藥無法止痛。
5. 持續性的咳嗽、呼吸短促。
6. 傷口感染、化膿，流出膿瘍。

7. 持續性的噁心、嘔吐，無法進食或飲水。

手術的風險和併發症

所有手術和麻醉都有的可能風險和併發症有手術部位嚴重出血、傷口感染、傷口腫脹、深部靜脈栓塞、對麻醉藥物過敏、發燒、肺部擴張不全或肺炎等症狀。（請參考〈認識手術〉、〈認識安全的麻醉〉）

因腹腔鏡腎上腺切除手術而可能引起的風險和併發症如下：

風險：

1. 手術中傷及腹腔內其他器官或組織，可能需要修補，或必須改為傳統剖腹手術。
2. 手術中因大量出血或周圍組織嚴重粘黏，可能改為傳統剖腹手術。

併發症：

1. 腹部氣腫：包括皮下氣腫、張力性氣胸、橫膈氣腫和低血壓，但並不常見。
2. 氣體栓塞（二氧化碳滲進血管中，隨血液流動）。非常罕見。

手術成功或失敗的因素

患者於手術前患病的時間長短，症狀的嚴重程度，服藥的多寡，年紀（高齡的手術效果不佳）都是影響手術結果的因素。

魏昌國醫師的貼心囑咐

1. 通常高血壓是老年人的疾病；若在中年以前得病，要考慮其他可能引起高血壓的因素。約有一％的高血壓患者，其實是腎上腺病變所引起的症狀，而非心血管疾病造成的；做腹腔鏡腎上腺切除手術，即可免除需永久服用高血壓藥物、和藥物所造成的副作用。
2. 大多數的良性功能性腎上腺腫瘤於手術後可完全痊癒，可以恢復外觀，或不再需要服用降血壓等藥劑。
3. 功能性的腎上腺腫瘤也可經由手術的切除，獲得病理的證實，排除惡性腫瘤的可能性。
4. 早期的惡性腫瘤也可以經由手術獲得切除或診斷。
5. 手術前的準備和手術後的後續治療都會因為不同的腎上腺腫瘤而策略不同。手術後腎上腺功能的改變，可能需要做後續治療和荷爾蒙補充。

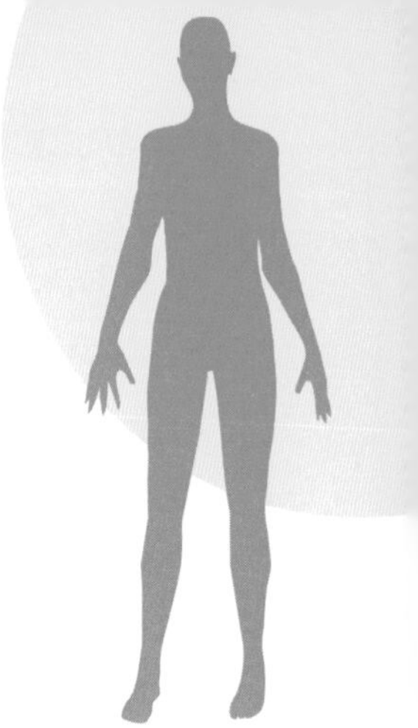

腹腔鏡大腸直腸癌切除手術

徐大聞 醫師

案例

八十二歲的陳阿嬤從年輕開始就有慢性便祕的習慣，偶而需要用瀉藥或是自我灌腸，來清除幾天的宿便；現在年紀大了，越來越沒有力氣，便祕的情況也越來越嚴重。這幾個月來，便祕的情形變得更令人擔心，往往跑好幾趟廁所才解出一些硬便，所以要孫子帶她來找醫生想辦法。

在大腸直腸外科診間進行肛門指診的時候，發現藏在直腸裡有暗褐色的血便，因為和痔瘡的血便顏色不同，於是醫師和陳阿嬤說明，建議做進一步的大腸鏡檢查。果然在離肛門十五公分的腸道裡，發現一個很容易出血的腫瘤；之後經過切片化驗，確定是直腸癌；就安排她做全身電腦斷層檢查，確定癌細胞沒有轉移到其他地方，於是安排阿嬤住院，進行腹腔鏡手術。

什麼是大腸直腸癌？

大腸直腸癌是從腸黏膜長出來的惡性腫瘤，從早期的無症狀腫塊到最後腸阻塞與遠處器官轉移為一種隨時間進展的過程，越早治療治癒率越高，例如第一、二期大腸直腸癌的患者手術後的根治率就相當高。近年因為醫學的進步，所有大腸直腸癌的患者中，有約六〇%的患者有治癒的機會。

大腸（盲腸、結腸、直腸）結構

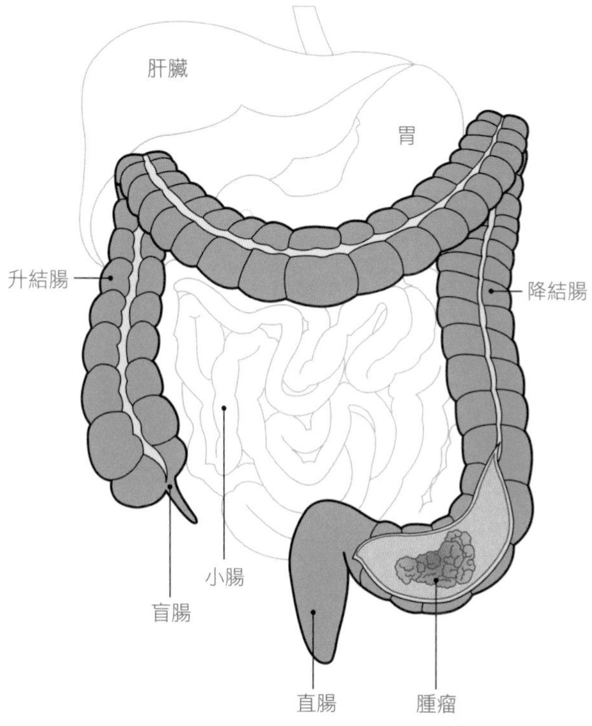

大腸直腸癌的分期與手術後治癒率

	症狀	手術治癒率
第一期	腫瘤僅侷限於大腸直腸黏膜表面，未侵犯到腸壁肌肉，也沒有淋巴腺轉移。	九七％
第二期	腫瘤已經由腸黏膜表面侵犯到腸壁肌肉，但沒有淋巴腺轉移者。	七八％
第三期	腫瘤已經有淋巴腺轉移。	五九％
第四期	腫瘤已經有遠端（如肝、肺）轉移者。	五年存活率九％

資料提供：佛教慈濟綜合醫院　大林院區

什麼是腹腔鏡大腸直腸癌切除手術？

腹腔鏡手術是在全身麻醉下，於腹部切開四～五個約〇．五～一公分之小傷口，將精密的器械伸入體內，再透過影像處理系統將病灶放大，並傳輸至螢幕上來操作的精細手術；因為視野廣、看得深，所以能夠更從容與精巧的清除癌病灶以及淋巴腺。當擴清完畢需要取出手術標本時，再將其中一個小切口擴大到約三～五公分，然後將病灶組織取出體外。

由於腹腔鏡大腸直腸癌切除手術的傷口小、疼痛少，老年病患發生肺炎、呼吸衰竭的併發症明顯減少；傷口感染、崩裂、切口疝氣，和日後發生腸粘連與腸阻塞的機會也較少。傷口小自然對身體的破壞少，對體力的損傷較少，對免疫力差、身體健康本來就不好的患者能降低併發症的機率，其他也因為手術後恢復快、住院天數縮短，住院費用也相對的減少了。

因為目前國內只有部分的醫院施行腹腔鏡大腸直腸癌切除手術，至於是接受傳統剖腹手術，或是腹腔鏡手術，原則上是由家屬與病患自由選擇。但對於高齡患者、心肺功能不佳，或是有嚴重內科疾病的患者，醫師多半建議做腹腔鏡手術。

適應症

經過診斷，確定有大腸直腸癌就需要手術切除。

不進行手術的風險

癌細胞會繼續擴散、轉移至遠端器官與組織，甚至有死亡的風險。

禁忌症

1. 嚴重的心、肺功能不好的患者：手術過程中需要在腹腔灌注二氧化碳，讓腹部隆起，增加手術空間。二氧化碳將橫膈膜往上頂，將壓迫到心臟和肺臟，增加患者手術併發症的機率。
2. 大腸因為外傷或是腫瘤而穿孔的患者，在灌氣的過程中，會造成細菌擴散，感染到其他器官或組織。
3. 曾做過腹部大手術，造成嚴重的腸沾黏難以剝離的患者。

4. 腫瘤已侵襲到不可移除的器官如大動脈、骨骼、膀胱、攝護腺，或鄰近腹壁的患者。
5. 凝血功能嚴重不全的患者。
6. 敗血性休克的患者。
7. 生命垂危必須以最短的時間完成手術的患者。

替代方案

傳統剖腹手術。

手術的進行方式

手術前

首先醫師會向病患和家屬解釋手術的效果及可能之併發症，並由患者或家屬簽署麻醉及手術同意書。（請參考〈認識安全的麻醉〉、〈認識手術〉）

基本的手術前檢查有胸部X光、心電圖、驗血。還有，腹部電腦斷層或超音波以了解腹部臟器的狀態與排除可能的遠處轉移。

腸道準備：

手術時若大腸內仍有糞便殘留或是腸內細菌過多，會大大提高手術後敗血症或吻合處洩漏的機會。腸道準備需要一～二天的時間，以達到最佳效果。

1. 手術前二～三天進食低渣或清流質飲食，如米湯、清湯、過濾的蔬果汁、運動飲料、蜂蜜糖水、開水等無渣質的食物。
2. 手術前二天開始服用腸道的抗生素，以減少腸內細菌。
3. 手術前二天開始服用瀉劑。
4. 一般是手術前一晚睡前及手術當天早上施行灌腸，並視狀況給予增減灌腸次數。
5. 服用瀉劑後，自然有腹瀉情形，會造成體內電解質的流失與脫水，盡可能多喝水或飲料，必要時注射點滴，以補充體內電解質。

手術中

醫師先在病患的肚臍附近切開一個大約一公分的切口，將約二～五公升的二氧化碳灌注到腹

腹腔鏡大腸直腸癌切除手術

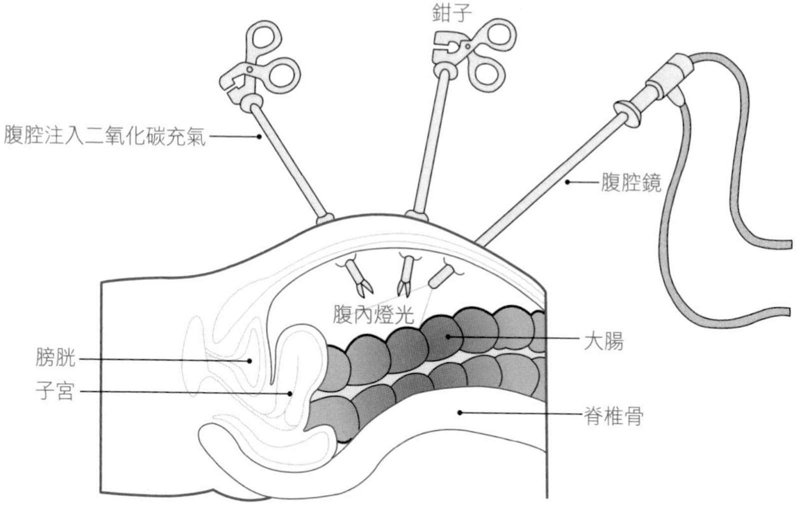

腔中，使腹腔膨脹，增加腹腔的空間。然後在肚皮上再開二～四個小切口，各約〇．五～一．五公分，將腹腔鏡和其他手術器械由切口伸入腹腔中。各種器械在腹腔鏡手術中的動作有剝離組織、止血、切除病灶、縫合等。

手術後

傷口照護：

即使傷口較小，手術仍是無法避免會產生疼痛。禁食期間，不能服用止痛藥，但可以用止痛劑肌肉注射、或裝置患者自行控制的麻醉劑注射來減輕疼痛。

手術的傷口每天由醫師或護士換藥一～四次，滲液越多的傷口換藥次數越多。某些患者術後會有一條引流管引出多餘的滲出液或是血水，當引流出來的量少到一定的程度，即可抽出引流管，管子的傷口一、二天內就會自動癒合。當傷口癒合良好，約七～十天即可拆線。

少數的患者會因為傷口距離肛門太近或是因為緊急狀況（例如大腸穿孔或阻塞），醫師會在遠離手術傷口的腹壁上拉出一段大腸做成人工肛門，再貼上造口袋以收集糞便。某些造口在手術的時候並未打開，留待四十八小時候在病房才打開造口，這時未打開的造口會用凡士林沙布包裹，至於打開的造口就會由造口師教導家屬貼上造口袋。

下床時間：一般約二～四天就可下床走動。

回診時間與特殊狀況：手術後五～七天即可出院。

出院後的注意事項

飲食與用藥：

腸道手術後會有二～六天的時間，因為腸道停止蠕動而呈現不排氣與不排便的現象，患者暫時不可吃或喝任何東西，這段期間以點滴補充水分、電解質及體力。之後視患者的年齡、體力以及手術的複雜度而定，等到有排氣、排便、腹脹改善，食慾恢復之後，即表示腸道癒合良好，便可逐步開始喝水、進食。

腸子恢復蠕動功能之後的幾天內，患者可能會有腹瀉情形，這是正常的生理現象，若腹瀉太嚴重，服用簡單口服藥即可止瀉。

手術後初期宜食用清淡食物，避免攝取產氣性、全奶、冰冷的食物。盡量避免抽菸、喝酒及進食油膩辛辣、不易消化之食物。

活動與回診：

出院前醫師會預先安排好回診時間，通常是出院後一週左右。

手術的風險和併發症

一般外科手術和麻醉都可能引起的風險與併發症，請參考〈認識手術〉、〈認識安全的麻醉〉。

腹腔鏡大腸直腸癌切除手術的可能風險和併發症：

1. 有腎功能問題的患者可能在開刀、重建的過程中引起腎功能惡化，造成腎衰竭。
2. 有阻塞性肺病或氣喘患者，因腹部的損傷和傷口的疼痛造成呼吸衰竭。
3. 腹腔內膿瘍：小型的膿瘍可注射抗生素；大一些的膿瘍可用超音波或電腦斷層導引，再用導管引流出膿瘍；如果膿瘍數多，則需再次手術來清除。
4. 吻合處洩漏：有二％～七％的機率接合腸子的地方（吻合處）有可能會漏，部分腸道的糞渣流入腹腔，會造成感染。如果流出的量不多，可用引流管清除，讓吻合處慢慢癒合；如果吻合處洩漏嚴重，糞便大量進入腹腔，且不從肛門排泄，只好在肚皮上切口施行「人工肛門」小手術，讓糞便從人工肛門處收集排除，待吻合處癒合，再取下人工肛門。
5. 傷口崩裂：腹腔鏡手術的傷口只有〇．五～一公分寬，崩裂的機率非常低；即使有，只需再縫合就可以了。
6. 腸阻塞：腸子之間沾黏或腸子扭轉而打結的情形。保守療法是給予患者液體、電解值和抗生素，過幾天腸子會自行打開；如果腸子打的結很緊，無法自行解開，只好施行第二次手術。

手術後常見問答

1. 為什麼那麼小的傷口可以取出那麼大的內臟呢？

因為切除的內臟放在塑膠製保護膜內，因保護膜有潤滑作用，再加上傷口有一定的彈性可以撐大，所以往往看起來很小的傷口可以取出令人難以置信的大型標本。

2. 用腹腔鏡手術會不會切不乾淨呢？

根據國內外醫學研究，和傳統剖腹手術比較，雖然腹腔鏡手術只開了幾個小洞，一樣能成功的將手術完成，甚至更好。

3. 腸子吻合後需要幾天才會長好？

腸段吻合手術之後的恢復期因人、因手術不同而異，恢復從口進食一般約在二~七天之間。

4. 腹部動過手術的人是否可以進行腹腔鏡大腸直腸癌切除手術？

以目前的手術技術而言，成熟的團隊對於腸沾黏的顧慮已經越來越少，絕大多數的手術疤痕並不會構成困擾，但是還是要由主刀醫師來判斷。

5. 糖尿病患者會不會比較危險呢？

因為腹腔鏡手術的傷口小，對糖尿病患者的傷口癒合問題比較不用擔心。

6. 太胖的人可以採用腹腔鏡手術嗎？

傳統開腹手術對太胖的患者有些困難度；腹腔鏡手術則沒有這個問題。

手術成功或失敗的因素

腹腔鏡大腸直腸癌根除手術需要專業的訓練與長期的經驗累積，應該盡量尋找成熟、處理過的患者數目多的團隊。

徐大聞醫師的貼心囑咐

就我已處理超過一千例的大腸直腸癌患者的經驗來說，大腸直腸癌已經是一個根治率非常高的疾病，絕對不應該再視為絕症。及早發現、及早手術，患者往往可以根治惡疾，回到原來的生活狀態。不可諱言的，一個成熟、有經驗的手術團隊，一定是手術成功與安全的最重要的因素。

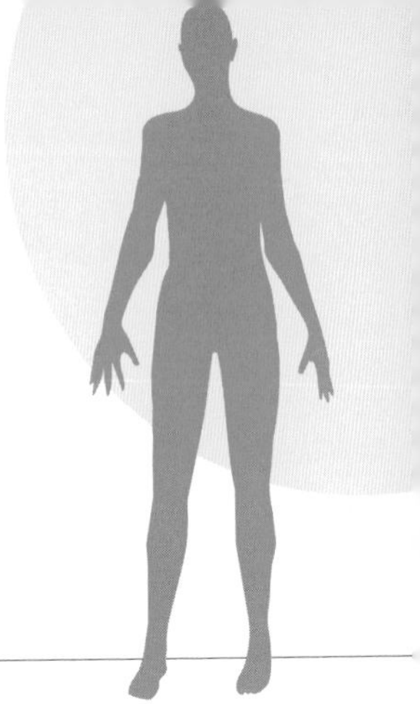

痔瘡手術

徐大聞 醫師

案例

劉太太，五十二歲，是位經常久坐的辦公室會計；發福的體態，說明她不常運動。早年生了三個壯丁後，腿上的靜脈像幾條蚯蚓似的曲張；一家人都是肉食的愛好者，且嗜辛辣口味，吃蔬菜水果的機會少了一些，也就常有便祕的習慣。

幾年來，她偶而會發現排便後擦拭的衛生紙上有鮮紅色的血跡，但是沒有感覺到疼痛，有時候摸到肛門口有腫脹不適的硬塊，大約一個指甲大小，若是不管它，或買個痔瘡藥膏擦擦，一～二週後也會自然消失。

近幾個月，肛門上的問題已經成為坐立不安的「隱疾」，感覺是直接坐在肛門上，而且很快的就又熱又痛；嚴重的時候，像是翹起屁股、夾著一個小火球蝸行，痛不堪言！

什麼是痔瘡？

痔瘡是肛門直腸黏膜下靜脈叢因血液迴流受阻，長期鬱積，造成血管叢擴張、黏膜鬆弛下垂、累積而成，並可局部血循不良形成栓塞壞死。以解剖學來說，痔瘡發生在齒狀線的上方稱為內痔，若發生在齒狀線下方的稱為外痔。內痔由於沒有神經的分布，故較沒疼痛感，以出血為主；外痔則因有鱗狀上皮神經叢存在，除了出血、腫大、脫垂外，還會導致疼痛。

痔瘡形成的直接原因有便祕、排便過度用力、懷孕、靜脈曲張的遺傳傾向、長時間直立姿態、門靜脈高血壓等；另外生活步調快、工作壓力大、缺乏運動、長時間坐在軟質座椅上、飲食攝取不均衡（過多高熱量的肉類，高纖維蔬菜水果不足）等，都是助長部分直接原因的不良生活習慣。患者往往因工作忙碌無暇，或害羞就醫，以致無謂的忍受痔瘡的痛苦與逐漸

內、外痔

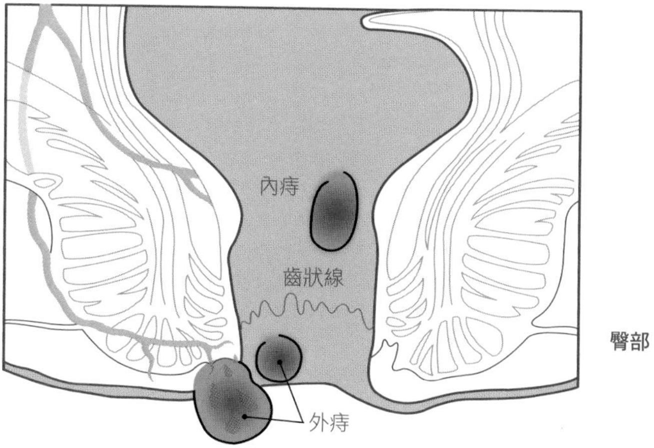

惡化，有些甚至採信不正確的偏方療法，引起潰瘍、壞死、敗血症等嚴重的併發症。

適應症

痔瘡有許多的成因，不同的成因造成的痔瘡就有不同的形狀與治療策略，基本上依其嚴重程度可分為四度：

程度	症狀
第一度	侷限在肛門內的小痔瘡。
第二度	指肛門內較大的痔瘡。
第三度	則指大到脫出肛門的痔瘡，但是可以自行或是被推回肛門內。
第四度	為完全、長期暴露在肛門外的痔瘡，即使用手也無法將之推回肛門內。

痔瘡的治療在第一、二度時，一般以保守治療法為主；出血或回縮的痔瘡可以在門診施行橡皮筋結紮或硬化劑痔瘡底部注射；到了第三、四度，則建議採手術切除，是比較有效的治療方法。

不進行手術的風險

痔瘡很少會發生立即致命的危險，但是卻很容易因為長期流血、不斷的脫垂、與疼痛影響患者的生活品質與身體健康，在門診往往會有隱忍痔瘡多年才來求診的病人，已經出現嚴重的貧血、長年的疼痛造成的心理陰影，或者因為整天脫垂在外的痔瘡無法專心工作的狀況。

禁忌症

有肝硬化、直腸脫位的患者和凝血功能異常的病人不適合做痔瘡手術。因為手術時病人是採趴姿，或平躺架腳的姿勢，若有呼吸困難、心臟衰竭、或其他因素無法忍受這些姿勢的人就比較不適合手術。

替代方案

1. 保守療法：多吃高纖維的食品；日常及便後溫水坐浴，每日二～三次；局部塗抹藥膏或使用栓劑。
2. 痔瘡結紮法：以橡皮圈結紮痔核根部，阻斷血流，使痔核在結紮後十天左右，自動乾枯脫落，其優點是接受治療後不需住院。
3. 內痔硬化劑注射：將硬化劑直接注射於痔核內，使痔核硬化萎縮，或使痔栓壞死脫落。
4. 紅外線電燒法：採用紅外線照射患部或燒烙痔核，從而使痔核萎縮。

手術的進行方式

手術前

1. 醫師將解釋手術和麻醉的過程、可能的風險與併發症；患者必須簽署手術同意書、麻醉同意書。
2. 午夜十二點後禁食，以降低麻醉的風險。
3. 手術前三天避免高渣食物或是高纖維葉菜類食物。
4. 有高血壓的患者，手術五天前停用抗凝血劑。

手術中

常進行的痔瘡手術有兩種：

種類	痔瘡切除手術	痔瘡環狀切除術（PPH）
手術進行	由醫師執刀將肛門內、外痔完全切除與整形之後，再視情況縫合傷口。	採用拋棄式的手術器械，將鬆弛脫出的內痔黏膜切除並縫合；至於垂脫的外痔，可回推至肛管內，待其自然萎縮消失或形成不具威脅的皮膚懸結。
優點	對所有痔瘡都有效，內外痔可以同時處理。健保給付。手術中可以仔細切除、修復，去除痔瘡的效果較好。	理想狀況之下，可以減少手術疼痛。

缺點 風險 併發症	大型的，多發性痔瘡手術後比較疼痛。	健保不給付手術器械，自費約兩萬元。部分患者手術後會有持久性疼痛和就廁的急迫感。和傳統切除術比較，環狀切除術有較高的肛門狹窄、排便困難，或直腸破裂等後遺症，復發率和脫垂機率也較高。手術釘合的落點若是不理想，較難補救。
手術時間	十～二十分鐘。	十五～二十五分鐘。
住院天數	一～二天。	一～三天。
復原時間	約五～十天後可以正常上班。	理想狀況下約三天後可以正常工作。

手術後

當天

1. 手術前需禁食六小時。若是半身麻醉，手術後需平躺六～八小時。
2. 手術後肛門內有想解便之輕微不適，請放鬆心情，有助度過這種暫時性不舒服的感覺。
3. 傷口疼痛不適，可請護理人員止痛。
4. 麻醉後可能在起床時有頭暈或噁心感，採漸進式下床。

隔天

1. 避免刺激性食物，如酒、菸、辣椒等。
2. 溫水坐浴，一天至少三次：
   a. 以清水清潔肛門部位，保持局部清潔。
   b. 在溫水中加入水溶性優碘。

痔瘡切除手術

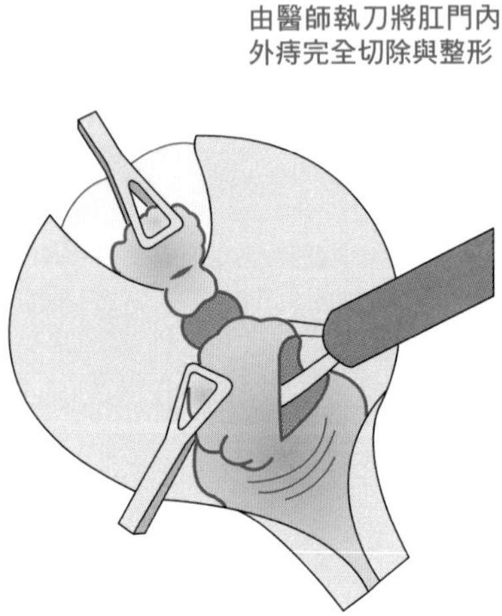
由醫師執刀將肛門內、
外痔完全切除與整形

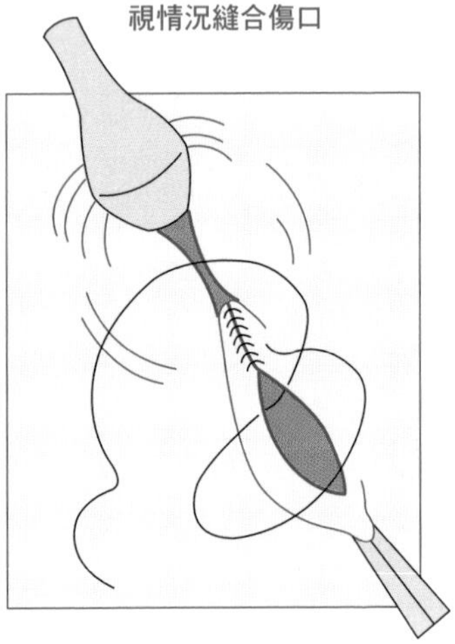
視情況縫合傷口

痔瘡環狀切除術

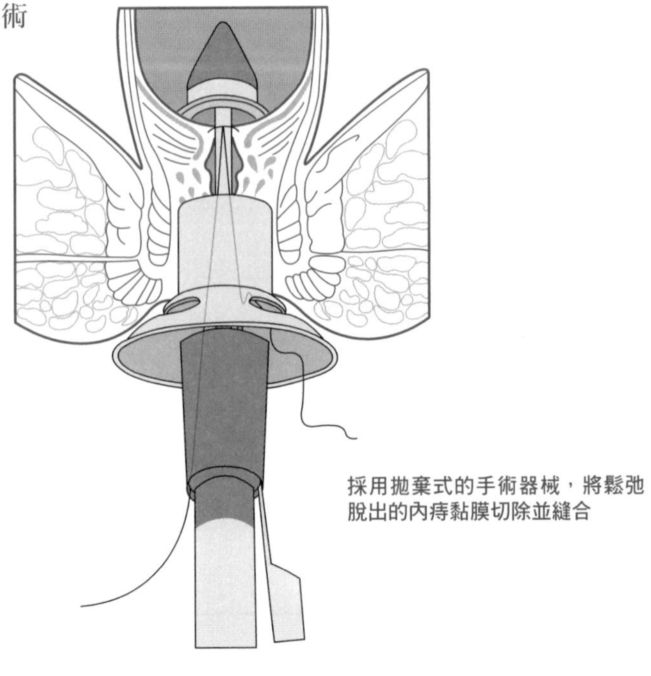
採用拋棄式的手術器械，將鬆弛
脫出的內痔黏膜切除並縫合

c.溫水坐浴十～十五分鐘。

d.以紗布或是毛巾將患部壓乾，再以衛生棉墊或是紗布覆蓋傷口。

3.傷口可能有少量出血，輕微腫脹；可增加坐浴次數以減輕不適。

出院後的注意事項

1.避免長時間的久坐（不超過兩小時）、久站，以免肛門周圍血流循環不良。

2.預防便祕。

3.出院後傷口如有大量出血或膿狀分泌物，發燒，請返回醫院看診。

4.手術後兩週內避免食用補品，活血藥物，與辛辣食物，以避免傷口過度腫脹。

手術的風險與併發症

早期的術後併發症：

1.疼痛：與切除痔瘡的大小與數目有關，基本上切除越多，手術後越疼痛。

2.傷口感染極為少見。

3.異常的大量出血：有可能是結紮的線頭脫落，或是燒灼止血的血管自行打通。多半以保守療法可以止血，少數患者必須再度進入手術房止血。

4. 傷口腫脹。
5. 排尿困難，尤其是半身麻醉的患者容易發生。

晚期的併發症：
1. 肛門狹窄：多半是因為手術範圍太大，肛門黏膜不足及手術疤痕收縮所造成。
2. 皮膚凸起。
3. 肛門膿瘍或是肛裂。
4. 延遲性出血：多半與肝硬化或是凝血不全有關。

手術後的常見問答：

1. 開完痔瘡後會造成大便失禁？

以往痔瘡手術造成肛門失禁是因為手術醫師將肛門括約肌切斷所造成。近年來痔瘡手術的醫師已經越來越專業，而且多半由大腸直腸外科專科醫師執行，對於肛門周邊的解剖構造的專業度遠勝以往，已經很少再有手術後失禁的情況發生。

2. 開完痔瘡手術後會痛死人？

隨著手術的專業度的提升，近年痔瘡切除手術的術後疼痛度已經大為降低；幾十年前痔瘡手術動輒住院一週，病患術後痛不欲生的情形，現在也很少見了。

3. 痔瘡手術以後會不會復發？

痔瘡手術可以切除目前的所有內外痔，但是不能保證日後不會再復發。基本上，超過十年以後，若是形成痔瘡的先天與後天條件都還在的話，還是有可能形成新的痔瘡。

手術成功或失敗的因素

痔瘡是一種不易致命的疾病，但是痔瘡手術卻是最需要經驗的手術之一，必須整合醫師的手術經驗、整形外科的觀念、患者的需求、肛門功能等相關知識才能做到令人滿意的結果。許多外科醫師往往對此種手術避之唯恐不及，其原因就是因為手術後往往會有過度疼痛、肛門狹窄、迅速復發、肛門失禁、肛門膿瘍等等併發症，所以痔瘡手術要盡量找比較有經驗的醫師為宜。

一般患者最擔心、害怕的是什麼？

許多痔瘡患者可以經年累月忍受痔瘡之苦的原因，都是因為對手術的恐懼。因為過度疼痛、肛門狹窄、迅速復發、肛門失禁、肛門膿瘍等併發症，在早年外科醫師都做痔瘡手術的時代屢見不鮮；但是近年來因為專業化與手術技術的進步，只要找對了專業、有經驗的醫師，其實術後的疼痛與併發症都已經在可控制的範圍。

徐大聞醫師的貼心囑咐

「痔瘡不是病，痛起來要人命。」但只要改變生活習慣，早期的痔瘡仍可以改善，也可以避免疼痛。醫藥科學日新月異，痔瘡的手術和非手術的治療方式也天天在改進，手術後的疼痛已經大為降低，患者還是要早日就醫，才可早日治療；拖太久，一方面承受痛苦，再方面會造成日後治療上的複雜性。

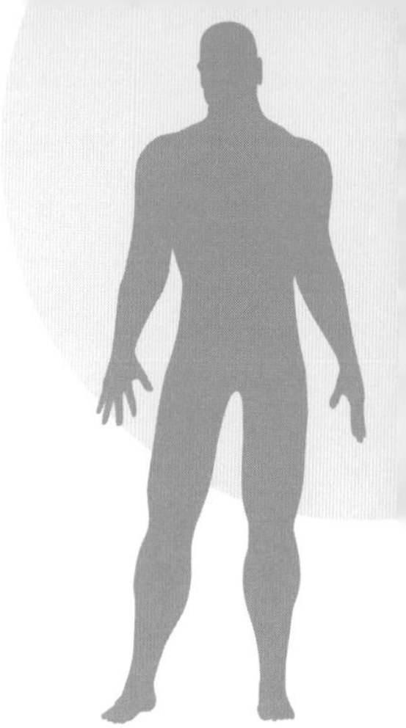

肛門瘻管切除手術

徐大聞 醫師

案例

四十二歲的陳先生一向身體健康，因為工作上常常需要搬運重物，體格相當健壯。最近幾週來常常覺得肛門附近有溼潤的分泌物。記得好像幾個月前，有一陣子，肛門周邊有莫名其妙的紅腫感覺，當時痛到坐立不安，還有一點兒發燒、畏寒，請假休息了兩天才好。這一次，自己觸摸肛門周邊，發現有一個硬塊，又熱又痛，硬塊上面好像有一個洞，擠壓了會有膿排出來。因為痛得無法出門上班，還是克服自己靦腆的個性，到大腸直腸外科求診。

檢查之後確定陳先生的肛周膿瘍已形成肛門瘻管，考量到這個疾病對生活與工作都會有所妨礙，於是建議他開刀解決。他也就決定利用連續假日的前一天住院，接受肛門瘻管切除手術。

什麼是肛門瘻管？

因為細菌感染了肛門內的肛門腺體，引起發炎、化膿，這個階段稱為「肛門膿瘍」；若沒有適當的處理，繼續惡化，膿液因肛門壓力的關係，潰爛穿透肛門周圍的軟組織，最後穿透皮膚組織，形成膿液的出口，造成「肛門瘻管」。

沒有正確治療的肛門膿瘍和肛門瘻管通常不會痊癒，復發性極高，嚴重時會蔓延到其他的皮膚軟組織，如陰囊、大腿和骨盆腔，甚至可能導致肛門癌。除了細菌感染，還有一些罕見的疾病，例如克隆氏症、直腸肛門癌和結核病等也可能引起肛門膿瘍、肛門瘻管疾病。

一般而言，若是剛形成的肛門瘻管因為瘻管壁的纖維化還不嚴重，保守的用抗生素治療就有機會自然收縮痊癒；若是數個月以上沒有痊癒的瘻管（有人甚至有數十年的瘻管疾病），因

肛門膿瘍、肛門瘻管

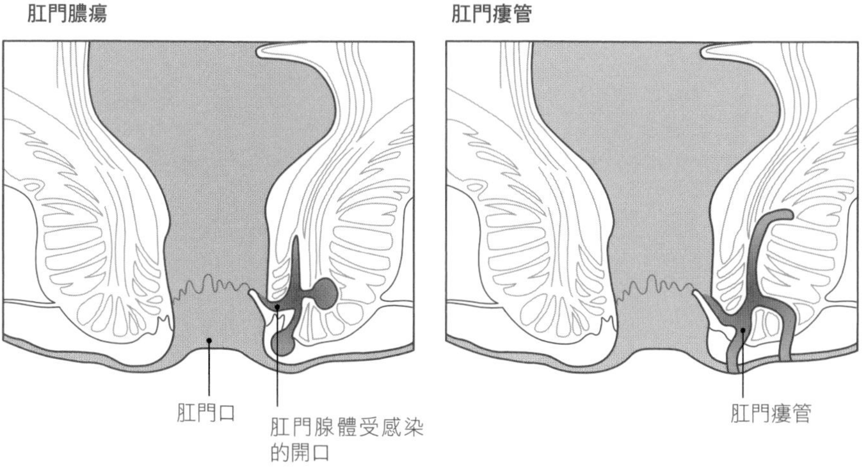

為瘻管周邊的組織已經硬化，若僅靠保守治療，根治的機會很小，就必須接受手術。

什麼是肛門瘻管手術？

基本上肛門瘻管手術分為兩種：

1. 瘻管切開術：將整條瘻管切開與外界相通再加以清創，然後等待傷口由再生的組織填滿而癒合。
2. 瘻管切除術：將纖維化的整個瘻管切除，然後等待傷口由再生的組織填滿而癒合。

適應症

曾使用過抗生素治療效果不佳的瘻管幾乎都需要以手術治療。

不進行手術的風險

肛門瘻管一旦形成，就會逐漸延伸、分枝、在皮膚組織中尋找出口，及有多處積膿的情況，所以原則上都應該盡早尋求手術治療；但是對有些患有嚴重瘻管的患者，經專業醫師診斷，可能經過多次手術還是有極高的復發率，反而適合保守治療。

慢性肛門瘻管若不盡快治療，可能惡化成肛門癌。

禁忌症

1. 嚴重免疫不全的病人。
2. 嚴重肝硬化的病人。
3. 其他因為嚴重的內科疾病不適合進手術與進行麻醉的病人。

替代方案

保守治療：以止痛劑及抗生素治療，只能讓患者暫時緩解疼痛。

手術的進行方式

手術前

1. 醫師將解釋手術和麻醉的過程、可能的風險與併發症；患者必須簽署手術同意書、麻醉同意書。
2. 午夜十二點後禁食，以降低麻醉的風險。

3. 手術前三天避免高渣食物或是高纖維葉菜類食物。
4. 有高血壓的患者，手術五天前停用抗凝血劑。

手術中

常用的肛門瘻管切除手術有：

1. 肛門膿瘍切開引流術：只能暫時將膿瘍引流出來，解除疼痛及敗血症的威脅，以後可能形成慢性的肛門瘻管疾病。
2. 瘻管切開術：適合淺層、單純的肛門瘻管症狀。切開止血後讓瘻管自然癒合消失。
3. 瘻管切除術：適合較複雜、時間較久的瘻管病症。切除內口、外口、瘻管與纖維化的瘻管壁，讓切口逐漸由新生的肉芽組織填滿而痊癒。
4. 階段性的瘻管切開術：對某些嚴重的瘻管症狀，一次切開瘻管可能會損壞括約肌而造成失禁，所以必須以比較迂迴的、階段性的切穿步驟來治療。

對於罕見的、頑強的復發性瘻管病症，有時需要做臨時人工肛門，將糞便口改道，再施行瘻管的切開或是切除手術，等到肛門周邊的傷口癒合之後，再以手術方式關閉人工肛門。

手術的步驟：

1. 先找到外口，打入雙氧水或是染色劑去追蹤出肛門內的內口。
2. 施行瘻管切開或是切除。瘻管切除後會故意留置大而寬的傷口，以延長癒合時間。
3. 手術時間一般為五～十分鐘。

手術後

肛門瘻管手術主要的目的是讓瘻管消失，並且不要復發，所以傷口最好任其開放，不予縫合，手術後也希望切口逐漸由肉芽組織填滿（不需縫合），因此越慢癒合越好，往往手術後三～四週的復原期間，肛門的傷口還會有逐日減少的滲液與分泌物。換言之，肛門瘻管手術越早癒合往往代表越早復發。

出院後的注意事項

1. 傷口的照護：
肛門瘻管手術的精神就是爭取時間，讓再生的組織填滿手術後的組織缺口，所以不急著讓傷口癒合。
2. 飲食與用藥：
一般而言會有基本的止痛藥、抗生素、浸泡用的優碘、與軟便劑。
3. 復健活動與日常生活：
只要疼痛好轉，幾天內就可以回到工作崗位，不需要等傷口全好。
4. 回診時間與特殊狀況：
需要回診一～三次檢查傷口。

手術的風險和併發症

對一般人而言，因為肛門周邊屬於免疫較強的區域，很少發生失控的感染，最大的併發症不過就是傷口的疼痛、出血，或是瘻管的復發。但是對於免疫不全的患者，例如糖尿病、肝硬化、化療中、營養不良、愛滋病等的患者而言，就有可能引起敗血症，甚至可能致命。

患者手術後造成大便失禁的狀況，多半是因為手術中傷及肛門括約肌所引起。

手術成功或失敗的因素

就專業的角度而言，肛門瘻管手術常見的失敗原因有：

1. 找不到瘻管內口而不能完全切除瘻管。
2. 手術時過度切開，造成肛門括約肌的損傷，導致不等程度的肛門失禁。
3. 不必要的傷口縫合，造成瘻管很快的再度形成。
4. 切得太保守，切口不夠寬、不夠大，造成瘻管復發。

徐大聞醫師的貼心囑咐

肛門瘻管基本上是一個不會致命的小毛病，但是對於生活品質與工作上的妨礙卻是難以言喻的。越是慢性的瘻管，手術的困難度越高，手術後復發的可能性也越高，所以應該盡早接受手術治療。

肛門瘻管手術是一種需要多年經驗才能專精的醫學技術，雖然幾分鐘就完成了，但是遇到困難的狀況，往往需要豐富的臨床經驗，有時困難的病例也會讓大師束手無策，所以建議應該盡量找有經驗的醫師施行手術。

泌尿科

輸尿管鏡碎石手術
經尿道攝護腺刮除手術
經尿道膀胱鏡腫瘤切除術

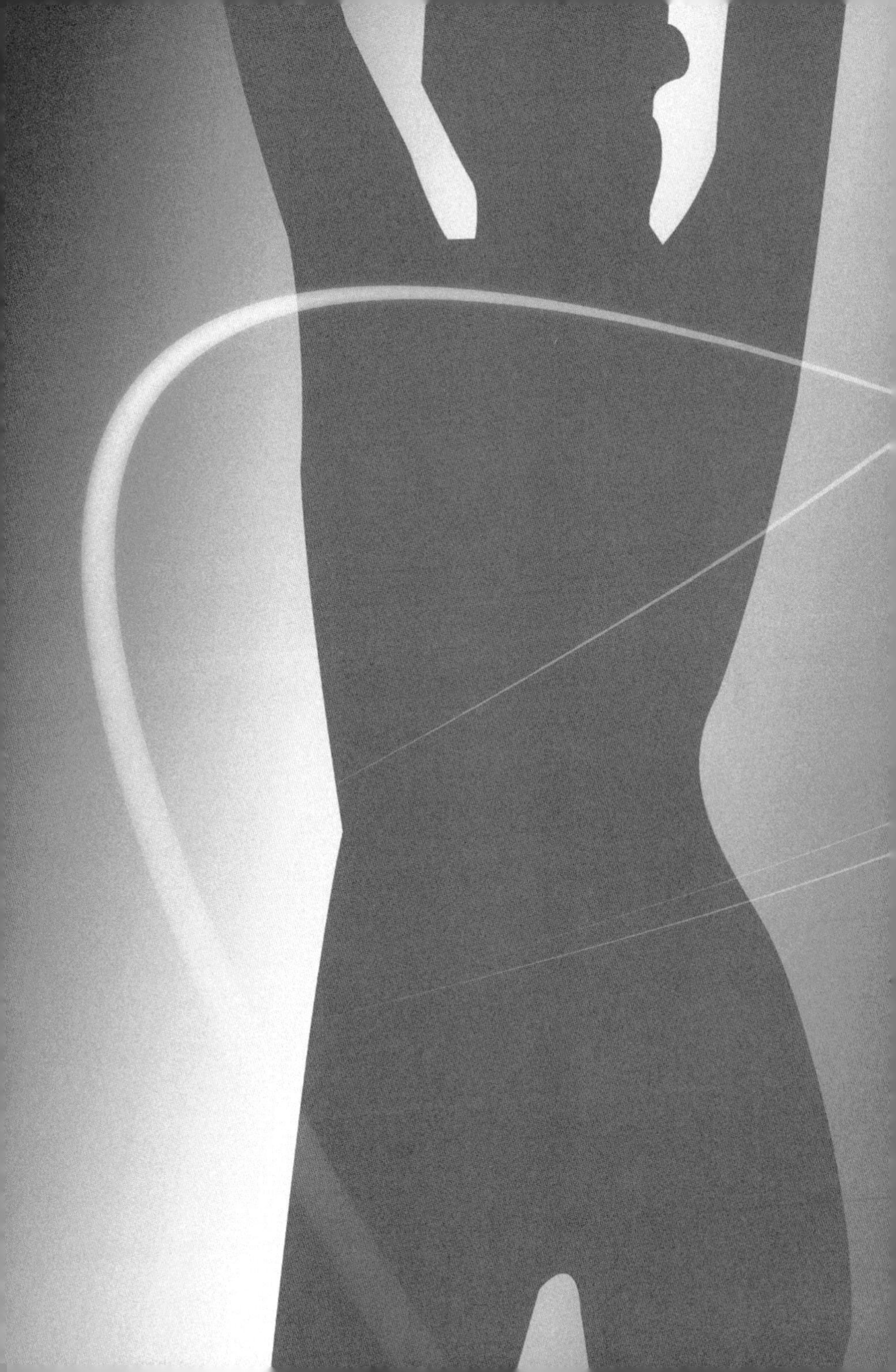

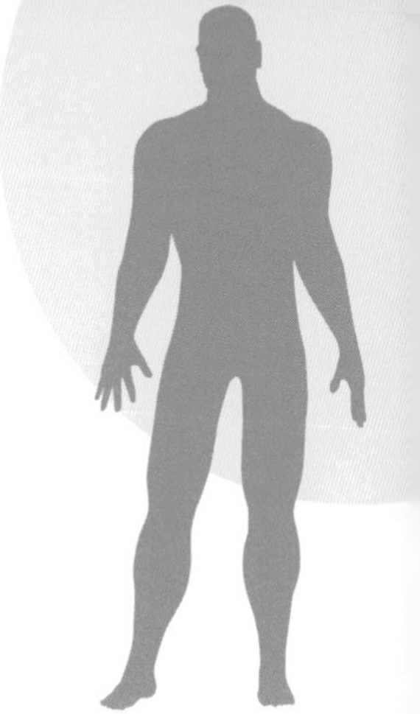

輸尿管鏡碎石手術

盧誌明 醫師

案例

小黃早上在魚市場採買時，突然腰痛想上廁所，蹲了十幾分鐘，只有幾滴小便。小便的顏色看起來好像帶有血色。慢慢的腰痛消失了。

在上班最忙碌的時刻，劇痛又來了。小黃想撐到下班再就診，然而這次右腰的劇痛甚至牽引到尿道口。最後救護車把他送到急診室。

用超音波幫他檢查後，確認右腎有輕度腎水腫。接著施以靜脈注射泌尿道攝影術，終於找到了躲在小黃下段輸尿管的小結石。

處理結石有很多種方法，喝水、運動、體外震波、開大刀都可以，就像把螞蟻騙出巢穴，可以灌水、火攻、拍嚇或者在洞口放糖果，螞蟻終究得出來，但是要看牠何時賞臉。此外還有一個絕招是直接伸手進蟻窩去抓，而輸尿管鏡碎石術就如同直搗蟻窩的「手」，進入身體裡抓石頭。

什麼是尿路結石？

結石出現於尿路稱為尿路結石。尿路包含腎盂、輸尿管、膀胱和尿道。

什麼是輸尿管鏡碎石手術？

輸尿管鏡碎石手術是將輸尿管鏡經由尿道進入膀胱，辨識出輸尿管口後，將輸尿管鏡伸入輸尿管內，找到結石時使用結石夾或結石籃取出結石，或者使用雷射、超音波、水電震波、氣壓式

尿路結石

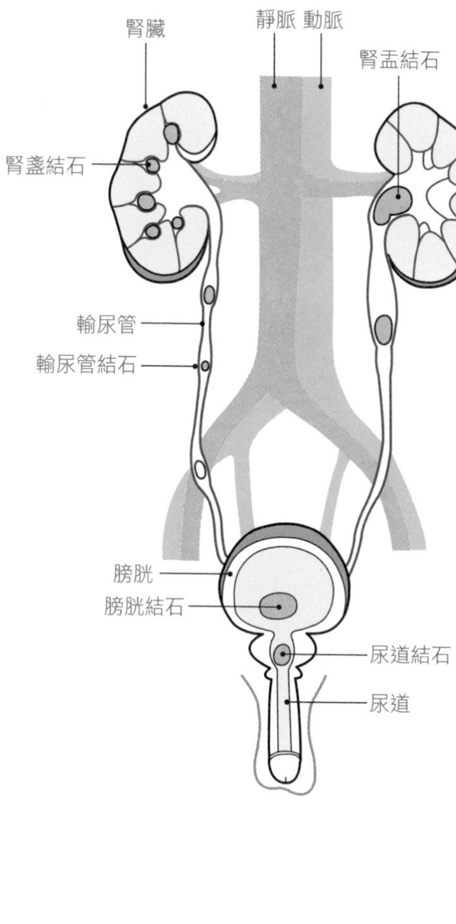

等碎石器械，將結石擊碎並沖出體外。

輸尿管鏡碎石手術的優點是結石清除成功率較高、住院時間短、恢復快，且無體外傷口，幾乎無痛。

適應症

患者有輸尿管結石的症狀，如果結石過大，或者屬於鑲嵌性結石，預計施行體外震波碎石手術效果不彰；或已經施行過體外震波碎石手術，無法擊碎結石；或者醫師依據患者情況，建議輸尿管鏡取石或碎石手術，來處理輸尿管結石的問題。

不進行手術的風險

有輸尿管結石而不處理的患者可能會發生腹脹氣、輸尿管堵塞、發燒、反覆性腎絞痛、急性腎盂炎、腎蓄膿、腎水腫、腎功能損傷、甚至完全喪失腎功能。

禁忌症

1. 下肢痙攣或髖關節異常，手術中無法擺保持截石體位。

2.出血性疾病或嚴重全身性疾病未控制。
3.遠端輸尿管或尿道狹窄。
4.嚴重尿路感染（但尿路敗血症時反而會建議立即施行輸尿管鏡碎石術）。

替代方式

以下治療方式，各有適應症及優缺點，應與主治醫師討論。

1.體外電震波碎石術：利用電極放電時所產生的電震波，經過水及身體組織的傳導，將腎臟或輸尿管上段的結石擊碎，然後隨著尿液排出體外。
2.經皮腎輸尿管截石術：患者在全身麻醉下，由尿道藉內視鏡置入輸尿管導管，經放射線或超音波定位，從後腰穿刺進入腎盞內，接著擴張經皮管道，將內視鏡置入腎盂內，再使用碎石器械將結石震碎並取出。一般需花二～三小時。
3.腹腔鏡手術：在患者的腰部開三四個切口，放進腹腔鏡和相關的器械；將輸尿管切開，取出結石，再將輸尿管縫合。優點是疼痛較少，恢復期短。
4.傳統剖腹手術。

手術的進行方式

手術前

1. 醫師會向病患或其家屬解釋手術的效果及可能之併發症，並由病人或家屬簽署麻醉及泌尿內視鏡手術同意書。

為避免手術中食物逆流導致肺部吸入性感染，手術前一晚午夜起開始禁食。若有常規性服用治療心血管藥物，應先告知醫護人員，經醫師同意後始可繼續服用；但若有服用抗凝血劑藥物（如阿司匹林等）請告知醫師，且依醫師指示提早停藥。（請參考〈認識安全的麻醉〉）

2. 手術前需完成各項檢驗及檢查，如胸部X光、心電圖檢查、腎功能、肝功能、凝血功能、常規尿液檢查和常規血液檢查等。（請參考〈認識手術〉）

手術中

1. 手術中打點滴補充水分和電解值。
2. 輸尿管鏡手術是採取半身麻醉，通常以腰椎麻醉為主，有時侯也會因為手術時間很短，而採用經靜脈注射的朦朧麻醉，減少病人手術後臥床的時間。
3. 先使用膀胱鏡經尿道進入膀胱內，找到輸尿管進入膀胱的入口，經由輸尿管的開口放入一條安全導線；然後取出膀胱鏡（直徑約五．三毫米）改放入輸尿管鏡（直徑約二毫米）由尿道進入膀胱，再由輸尿管開口進入看似隧道的輸尿管內，將輸尿管鏡慢慢的沿著輸尿管的路徑往上推，看到結石後，可依據結石的大小決定用結石夾夾出、用結石籃網住後慢慢拉出，或使用水電震波或氣動式碎石儀震碎。無論用何種方式，盡可能的將結石擊成碎片，讓結石完全排出或取出。

4. 結石手術完成後，醫師會放置導尿管引流腎盂膀胱內尿液。嚴重輸尿管結石導致輸尿管損傷，甚至潰爛的病患還需要在結石取出後裝置雙鉤導管。

5. 視結石的大小、數量、硬度、位置及輸尿管的變異程度，約〇・五～二小時。

經皮腎輸尿管碎石術

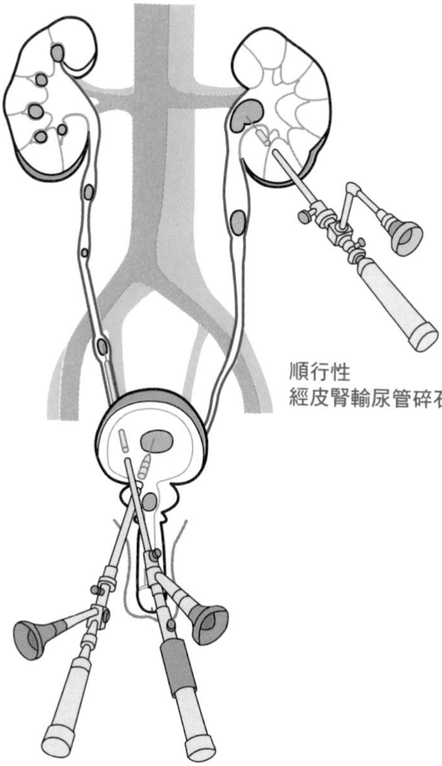

手術後

1.手術後如果病人尿液顏色清澈且知覺恢復後，即可拔除導尿管，或一般在手術後六～八小時應可順利拔除。若有明顯血尿，則暫不拔除導尿管，以避免血尿積留在膀胱刺激性疼痛。

2.大多數裝置雙鉤導管的患者並不會有太大的不舒服，最常見的抱怨是排尿時後腰部痠痛。少部分的病人亦有雙鉤導管對膀胱或腎臟產生嚴重的刺激症狀，導致排尿時非常疼痛或腰痛。若有此種情形，而病人的結石已成功取出或擊碎時，亦可考慮提前拔除雙鉤導管。

3.放置雙鉤導管與導尿管並不是輸尿管鏡碎石術的常規。但是如果有放置雙鉤導管務必於術後三個月內返院取出。出院前務必確認是否裝置雙鉤導管，及多久需要回院拔除。

出院後的注意事項

1.飲食與用藥

為預防感染及輸尿管碎石病患利於碎石排出，應多攝取水分，每小時應攝取一五〇～二〇〇毫升的水分。

因為輸尿管開口曾用輸尿管鏡處理過，會有輕微腫脹，膀胱會有會急尿、頻尿或排尿後疼痛的症狀，這些均是手術後必然之現象。可以藥物治療及多攝食液體，二～三天後疼痛情形即會改善。

2.活動與睡眠

可多走動，以利結石排出；養成良好的排尿習慣，不要憋尿；晚上九點以後，減少水分攝取，以免影響睡眠。

3. 回診時間與特殊狀況

a. 手術後回診時間：

手術後隔週（第七天）預約門診：如果病人一切情況均穩定，也沒有因放置雙鉤導管而產生不適之症狀，可在手術後一週於門診拔除。拔除雙鉤導管時不需麻醉，拔除後亦不需給予過多的抗生素治療。

如果病人因輸尿管受傷或仍有殘餘的結石在腎臟，則會延長雙鉤導管置放的時間。如果輸尿管有明顯的破裂，雙鉤導管最好置放兩個星期；若有殘餘的結石，則等結石全部擊碎後再拔除雙鉤導管，以避免提前拔除後，結石會再次阻塞輸尿管，而要再做一次輸尿管鏡治療。

b. 終生須每年回診追蹤一次。

c. 立即回診情形：

腰部劇烈疼痛，服藥後仍無法緩解。

小便量減少（少於六〇〇毫升／天）。

出現畏寒、發燒現象（高於攝氏三八．五度）。

持續嚴重的血尿（超過半天以上，尿液顏色如蕃茄汁）。

手術的風險和併發症（發生率數據來源：Campbell's Urology 6th ed.）

一般而言，輸尿管鏡碎石術的安全性與成功非常高；但是沒有任何手術是完全沒有風險的。相關併發症可能有與麻醉相關的併發症及與手術相關併發症。（請參考〈認識手術〉、〈認識安全的麻醉〉）

1. 有時因為結石的位置、患者的輸尿管角度、或輸尿管狹窄，輸尿管鏡可能無法順行進入輸尿管內，為免傷及輸尿管，必須立即中止手術，改以腹腔鏡手術，或者傳統剖腹手術方式處理結石。
2. 手術中可能會因輸尿管鏡的行進，或在碎石過程中導致輸尿管壁破裂（發生率約〇～四．六％），或結石經由破裂的輸尿管壁穿出輸尿管外，或向上移動到腎臟，嚴重時必須以傳統剖腹方式修復。
3. 在碎石過程中，水電震波頭或超音波頭可能會斷裂掉落在輸尿管中。若無法以內視鏡方法取出，則必須剖腹取出。
4. 手術後可能發生輸尿管狹窄（發生率約〇．五～一．四％）、輸尿管發炎（發生率約〇～一．六％），或敗血症（發生率約〇～〇．三％）。
5. 手術後放置引流管可能發生膀胱刺激、引流管斷裂、引流管鈣化、血尿的可能。不等程度的血尿，可以保守療法（如多喝水、運動、藥物控制）來處理。
6. 手術後可能因麻醉的施行，造成血塊滯留，攝護腺肥大等因素而發生尿滯留。

7. 手術後即使結石完全清除，短期內仍可能因輸尿管腫脹而發燒（發生率約一・四～六・九%）或腎絞痛（發生率約〇～九・〇%）的現象。

8. 手術後可能因為部分結石向上移位，再度造成症狀或發燒，可能需要施行體外電震波碎石術、第二次手術，或放置經皮腎造瘻導管引流腎臟。

一般患者最擔心、害怕的是什麼？

患者最擔心的是無法順利取出結石。如果可以順利放置雙鉤導管，患者可以即刻減輕疼痛，而且達到尿路改流，保存腎功能的目的。

盧誌明醫師的貼心囑咐

1. 處理尿路結石有許多種方法，越安全的方法，通常疼痛的時間越長，增加腎藏功能損失的風險也越高，患者可以與醫師討論後，選擇適當的處理方法。
2. 醫師較常遇到的問題是病患忘記回診，錯過取出雙鉤導管的時機，這是醫病雙方要一起努力避免的事情。

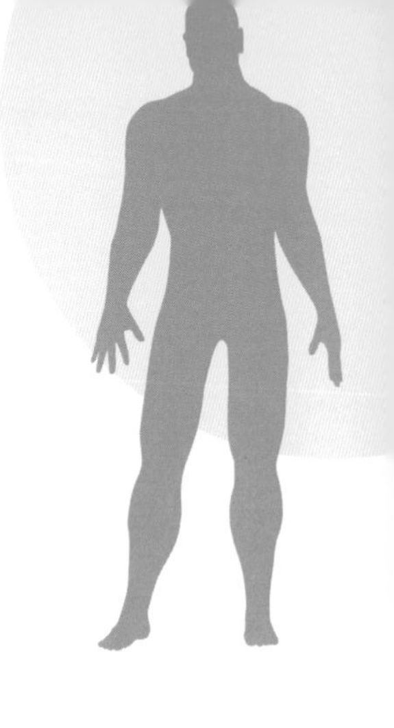

經尿道攝護腺刮除手術

藍仕凱 醫師

案例

莊先生，退休十年的公務員，總是待在家裡不願出門，老婆說他得了老年自閉症。他不願意離家的原因是他老是跑廁所，進了廁所卻是尿得滴滴答答的，又慢又不乾淨，出門就得焦慮找廁所的事，很難堪，也怕人家發現了會笑他，所以不想出門，更不願意出遠門旅行。老婆還抱怨他常半夜起床上廁所，稍慢一點，就濕了一條褲子，搞得她一夜也跟著醒來好幾次，陪著瞎忙。要他穿成人紙尿褲，不肯；要他去看醫生，也不肯。晚上睡不好，早上也沒精神，整個人都變得很不開朗。

今天莊先生被老婆押著來就診，是因為女兒兩個月後即將結婚，岳父大人不可以缺席；出席了也不好意思老是跑廁所。為了寶貝女兒，莊先生才願意把自己的面子擺一邊，以手術解決男人的隱憂。

什麼是攝護腺肥大？

攝護腺也稱前列腺，是男性才有的器官，位於尿道的前半段，膀胱的正下方，包圍著尿道，分泌乳白色的攝護腺液，提供精子活動所需的養分。

年齡在四十五歲以下的病人很少有攝護腺肥大的情形，但隨著年齡增加，發生攝護腺肥大是相當普遍的現象。根據國外統計，六十歲的男人平均五〇％有攝護腺肥大的症狀，年齡大於八十歲時，則絕大部分病人都有攝護腺肥大的疾病。

攝護腺肥大，也就是良性攝護腺增生。攝護腺原本的大小如栗子般，如果變得肥大，阻塞尿道，會影響排尿機能，主要有兩種症狀：

阻塞性症狀：尿徑變細、等尿感、中斷性排尿、尿路分叉、滴尿、餘尿感、尿滯留。

刺激性症狀：頻尿、夜尿、急尿。

攝護腺肥大

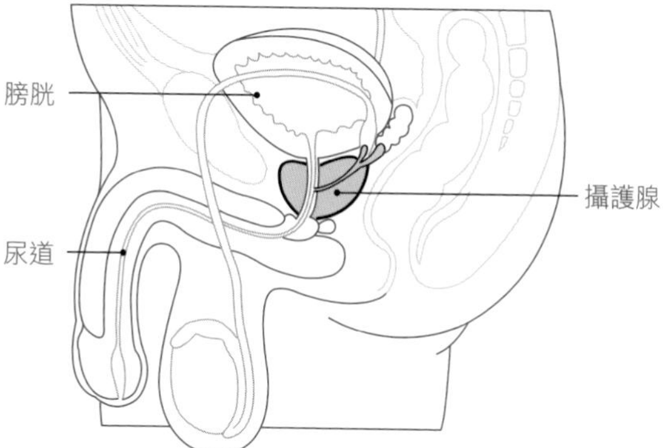

正常的攝護腺

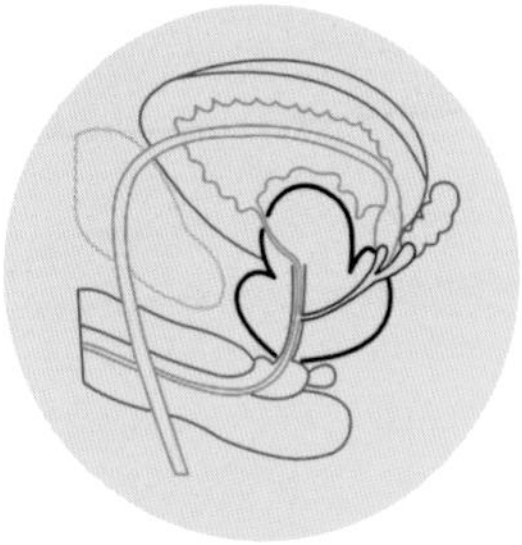
肥大的攝護腺部分，
已壓迫到膀胱

什麼是經尿道攝護腺刮除手術？

經尿道攝護腺刮除手術是治療攝護腺肥大併有尿滯留最常用的手術。手術是利用膀胱鏡經由尿道進入體內，以電刀將阻塞的攝護腺組織一片一片的刮除。刮除下來的組織會做病理分析。

適應症

以下情況都可考慮經尿道攝護腺刮除手術：

1. 藥物治療效果不佳。
2. 腎功能已經受損。
3. 中度至重度的解尿症狀。
4. 尿滯留。
5. 反覆性尿路感染。
6. 反覆性血尿。
7. 膀胱結石。

不進行手術的風險

1. 中度至重度的解尿症狀。
2. 屢次尿滯留必須置放導尿管。
3. 血尿。
4. 反覆性尿路感染，必須入院接受抗生素治療，嚴重者甚至會導致菌血症與敗血症。
5. 長期尿液堵塞可能引發膀胱與腎功能受損，嚴重者可能導致尿毒症。

禁忌症

1. 有出血傾向的患者：有凝血功能不足、血友病、服用抗凝血劑等的病人。
2. 有冠狀心臟疾病的患者：心肌梗塞發作後六個月內不建議進行手術。

替代方案

1. 藥物治療：優點是不需要冒手術及麻醉的風險，缺點是藥物治療對嚴重攝護腺肥大的病人效果不佳。
2. 長期置放導尿管或恥骨上膀胱造瘻：優點是不需要冒手術及麻醉的風險，缺點是需要經常回醫院置換導尿管，以及增加感染的機會。但是對於不適合手術的患者，仍不失為一種變通的選擇。

3. 雷射治療手術：優點是出血少，住院天數較短；缺點是手術需自費，且無病理組織報告，對PSA（攝護腺特異性抗原）高的病人無法判斷是否有惡性腫瘤。
4. 微波治療法：優點是不需要冒手術及麻醉的風險，缺點是效果較不明顯。

手術的進行方式

手術前

1. 醫師會向病患及家屬解釋手術、麻醉的方式及過程、效果及可能的併發症；患者需填妥手術、麻醉、輸血同意書。（請參考〈認識手術〉、〈認識安全的麻醉〉）。
2. 於手術前一天晚上護理人員將為病人灌腸，以利腸道清潔，避免傷口感染。
3. 在手術之前六～八小時開始禁食，包括食物和飲水。

手術中

經尿道攝護腺刮除手術是將膀胱鏡裝上刮除用的器械，經過尿道，到達攝護腺，用電刀將阻塞的攝護腺一片一片刮除下來，再把刮除下來的組織沖洗出來，止血後放置導尿管，並連續沖洗膀胱，手術所需要的時間約一～二小時。

經尿道攝護腺刮除手術通常採取半身麻醉。大部分患者在手術中都不需要輸血，但如果出血量較大，會依當時的情況加以輸血。

手術後

1. 若患者採半身麻醉，下半身會暫無知覺，手術後需平躺、禁食六～八小時。
2. 導尿管固定側之腿須保持平直，大腿及膝關節不可彎曲，以免因牽引力量改變，導致出血。
3. 由於導尿管的牽引，患者會有疼痛及尿意感。當患者有不適情形，醫護人員會評估、處理；必要時可注射止痛劑，以緩解疼痛。若有下腹脹痛、尿管不通等現象時，應立即通知護理人員處理。
4. 醫師會依患者情況，以生理食鹽水持續沖洗膀胱。護理人員會依尿液顏色，調整沖洗液的流速及補充沖洗液，通常第二天即可停止沖洗。
5. 手術後三天左右可以拔除導尿管，導尿管拔除後，家屬及病患應注意排尿情形。導

經尿道攝護腺刮除手術

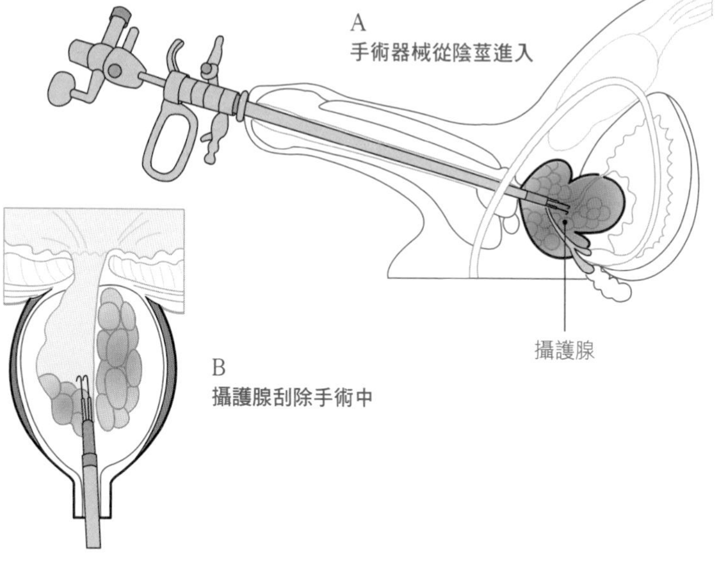

尿管拔除後，若在四小時內未排尿，且有腹脹現象，應立即告知護理人員。

6. 手術在身體表面沒有傷口，手術的傷口是在體內攝護腺處，因此拔除尿管後會有排尿疼痛或尿急現象，通常一～二星期即改善。

7. 患者每天至少要喝二～三公升的水，盡量攝取蔬菜和水果，如此較不會因便祕引起血尿的現象。

8. 住院的時間大約三～四天。

出院後的注意事項

1. 出院後需觀察排尿情況，若有尿滯留或連續大量血尿時，請立即就診（急診或門診）。

2. 白天要多喝水，晚上盡量少喝水，每天小便量要維持在二千毫升以上。

3. 手術後攝護腺的傷口浸泡在尿液裡，其表皮要完全長好一般需要八～十二個星期，因此大部分患者在手術後三個月內，應避免粗重的工作或較劇烈的運動（包括騎腳踏車、登山）和性行為。

4. 原則上一切良好的話，約一週左右回診。

手術的風險和併發症

一般而言，手術的安全性與成功率很高；但是沒有任何手術是完全沒有風險的。以下所列的風險已被認定，但是仍然可能有一些醫師無法預期的風險或併發症：

1. 有容易出血體質或使用抗凝血劑的患者必須告知醫師，手術前可接受矯正或停用抗凝血劑，以免造成術後嚴重出血。
2. 手術中有可能傷及膀胱、尿道或腸道，嚴重時需要做進一步的手術處理。
3. 尿道或膀胱周圍尿漏或血腫，嚴重時需要放置引流管。
4. 因手術中使用的沖洗液是蒸餾水，約有二％的患者可能引起水中毒（經尿路刮除症候群），造成電解質不平衡，症狀包括嘔吐、心跳變慢、視覺模糊、意識不清、抽搐等。

手術後可能引起的併發症有：

1. 出血是最常見的併發症。常見於比較大的攝護腺，以及長期服用抗凝血劑或凝血功能異常的患者。手術後約有一〇％的患者會有出血情況，需要再沖洗膀胱；約一．五～三．五％的患者情況嚴重，甚至需要接受膀胱鏡緊急沖洗手術。
2. 發燒、泌尿道感染、後腹腔膿瘍或急性副睪炎，需要抗生素治療，嚴重時需要延長住院或進行手術引流。
3. 膀胱頸或尿道狹窄，造成手術後排尿不順，約三．五～六％；可再次手術切開狹窄處。
4. 暫時性或永久性的尿失禁，約小於〇．五％；手術後有暫時性或永久性的排尿困難，二．三～六％。
5. 有三～四％的患者會發生性功能障礙。
6. 十五～六三％的患者會產生逆行性的射精。

7. 死亡率〇．二％，尤其針對一些有慢性病的病患，如高血壓、糖尿病、心臟病、中風過後的病人的併發症及手術的風險會更高。

手術後常見問答

1. 無法排尿怎麼辦？
患者應回門診或急診。可能是因為血塊阻塞或傷口疼痛，造成排尿困難。

2. 出血怎麼辦？
患者常會遇到尿液呈現粉紅色的情況，應多喝開水，幾天後就會恢復正常；如果持續嚴重血尿，就應立即回診。

手術成功或失敗的因素

有尿滯留的患者手術前應評估膀胱機能，若有膀胱機能不佳的患者，手術的效果有限。

一般患者最擔心、害怕的是什麼？如何解決？

手術後尿失禁是一般患者最擔心的情形，通常是手術時傷及尿道括約肌所造成；輕微的可用藥物治療。

藍仕凱醫師的貼心囑咐

老年人如有解尿方面的問題，應及早到泌尿科門診就醫，接受藥物或手術的治療。平常白天應多喝水，晚上少喝水，養成不憋尿的習慣。

患者有下列疾病，手術發生風險和併發症的機率較高：

高齡、抽菸、酗酒、肥胖或有慢性疾病（如心臟病、高血壓、糖尿病、肝病、肺部疾患、中風、凝血功能不全、營養不良、長期臥床者）。

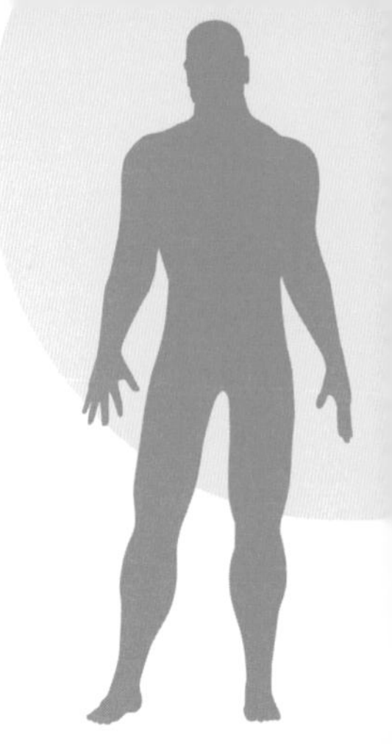

經尿道膀胱鏡腫瘤切除術

陳嘉鴻 醫師

案例

王老先生，七十六歲，退休的油漆匠，他說他是最受佛祖保佑的病人。

王先生有經常性的血尿，已經十多年了，因為沒有疼痛，也沒有解尿問題，也就沒有很在意；但長期的貧血、虛弱、蒼白，讓偶而來探望他的侄女非常擔心，總得一個月一、兩次帶他去醫院急診，幫他輸血、補充力氣。每次急診室的醫護人員苦口婆心的勸他做進一步的檢查，他總是推拒，總是說「沒有痛啊，還尿得出來，沒關係啦！」。王先生害怕檢驗結果會讓他無法招架，只想聽天由命！

這回是他的侄女違拗他的固執脾氣，陪著他做了進一步的檢查，結果急診室通知泌尿科來會診。或許佛祖真的很眷顧王老先生，十多年的腫瘤竟然沒長得太大，也沒有堵塞膀胱。手術後王先生恢復得很好，沒有再解血尿，也不用再輸血、補氣了。

什麼是膀胱腫瘤？

依據民國九十六年衛生署公告，膀胱腫瘤為男性腫瘤死亡率排名第十三位；女性腫瘤死亡率為第十二位；男性發生率為女性的二．五倍。

造成膀胱腫瘤的真正原因目前仍不確定，一般說來，這是個老年族群較多的疾病，還可能與工業產物和人工色素有關，例如染劑、皮革、橡膠等，高危險群如製鞋工人、染髮業者、油漆工、畫家及染料工人等；長期的膀胱發炎、膀胱結石與寄生蟲感染也可能是致病的因子；雖然還沒有吸菸導致膀胱腫瘤的直接證據，但吸菸者得病的機率是不吸菸者的二～三倍。

膀胱腫瘤最常見的症狀是無痛性血尿（排尿時前、後段都是血尿），由於覆蓋在腫瘤上的組織發生壞死，或血管糜爛而引起出血，其他症狀如膀胱疼痛、排出血塊、膀胱炎、尿路感染、膀胱出口阻塞導致排尿困難、輸尿管阻塞

膀胱腫瘤

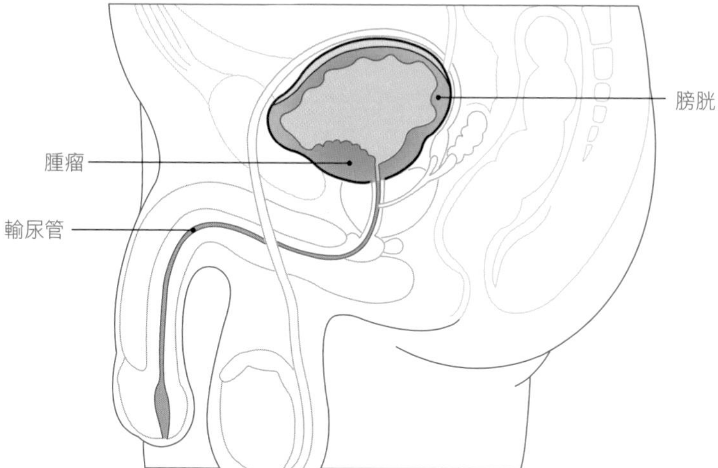

導致腎絞痛或腎衰竭，也有些病人會出現不明原因的體重減輕、貧血等症狀。

膀胱腫瘤的簡單分期：

期別	症狀	治療
第〇期	腫瘤侷限於黏膜層。	經尿道膀胱鏡腫瘤切除加上膀胱內灌藥治療。約八〇%的患者可得到良好的療效；大約三〇%的患者不再復發；復發的患者中，約一〇%可能有更深層的癌細胞侵犯。
第一期	腫瘤侵犯已超過黏膜層，但未達肌肉層。	經尿道膀胱鏡腫瘤切除加上膀胱內灌藥治療，或視情況做部分或全部膀胱切除手術，並定期回診追蹤。
第二期	腫瘤已侵犯肌肉層，但未達到膀胱壁。	可施行經尿道膀胱鏡切除術，視侵犯範圍切除全部或部分的膀胱。視情況做放射或化學治療。
第三期	腫瘤已達和超出膀胱壁。	必須施行廣泛性的治療方式，包括放射線治療、化學治療、手術治療、或合併使用的各種療法。手術治療以全部膀胱切除為主，然後再取一段大腸或小腸來取代膀胱。
第四期	腫瘤已侵犯膀胱以外的器官或有淋巴腺轉移。	放射治療或化學治療。

什麼是經尿道膀胱鏡腫瘤切除術？

對於膀胱腫瘤的診斷、分期、治療，及後續追蹤，都可藉由經尿道膀胱鏡腫瘤切除術來完成。手術是經由尿道，插入膀胱內視鏡觀察腫瘤的位置，然後用電刀將腫瘤組織切除乾淨。優點是患者腹部沒有傷口，手術時間短，流血較少，手術後恢復迅速，併發症少，安全性較高，適用於第〇期和第一期的表淺性膀胱腫瘤的患者。

適應症

當膀胱發現有腫瘤，大多是惡性的，即建議手術切除。手術中取得切片送病理科判讀。

不進行手術的風險

腫瘤轉移、血尿、尿路感染、排尿困難、尿路阻塞引起腎水腫。

禁忌症

有凝血功能異常、嚴重心血管疾病、不適合麻醉的患者，還有腫瘤太大，已經沒法施行經膀胱鏡腫瘤切除手術的患者。

替代方案

1. 膀胱灌注卡介苗：用來治療表淺性的膀胱癌，如第〇期、第一期的患者，預防膀胱癌的復發。一般於經尿道膀胱鏡腫瘤切除術後二週內即可施行，基本療程每週灌注一次持續六週，每隔三個月做一次膀胱鏡檢查，以追蹤檢查有無復發情形，持續二年，之後可每半年檢查一次。治療時局部最常發生的副作用包含膀胱疼痛、血尿、頻尿等症狀，一般約持續數天左右，之後大多可得到改善。

2. 放射治療：依患者情況接受放射腫瘤科治療。

3. 化學治療：依患者情況接受血液腫瘤科治療。

4. 根除性膀胱切除合併尿路分流手術：適用於第二、三期的患者。尿路分流的方法很多，例如：皮膚輸尿管造瘻術、腎臟造瘻術及迴腸導管造口等。施行此種手術時，患者有可能併發泌尿道感染、傷口感染、腎盂腎炎、腹膜炎、小腸阻塞、腎結石、尿液外漏、造瘻狹窄或出血等。

手術的進行方式

手術前

1. 手術醫師和麻醉醫師解說手術內容，簽署手術同意書及麻醉同意書。（請參考〈認識手術〉、〈認識安全的麻醉〉）

2. 會在手術前給予小量灌腸。

3. 手術前一晚午夜後開始禁食。

手術中

使用附有環狀刮除刀片的內視鏡，經由尿道進入膀胱內，利用環狀刀片將腫瘤連根挖起，並電燒灼周圍的組織；或將腫瘤刮下來，送病理科檢查。膀胱腫瘤切除術後會留置一條三叉導尿管，持續沖洗，直到血色變淡為止。

刮下來的腫瘤組織可能包含膀胱各層組織，經由病理科醫師判讀切片，可得知膀胱腫瘤侵犯的程度。

手術時間視腫瘤的大小、數目而定，一般約〇．五～一小時。

手術後

一般接受經尿道膀胱鏡腫瘤切除術後，導尿管留置的時間約一天～一週，患者和家屬應學習照料導尿管和集尿袋：

1. 因為導尿管留置刺激膀胱所致，可能會常有尿意感。可檢查導尿管是否塞住，如仍

經尿道膀胱鏡腫瘤切除手術

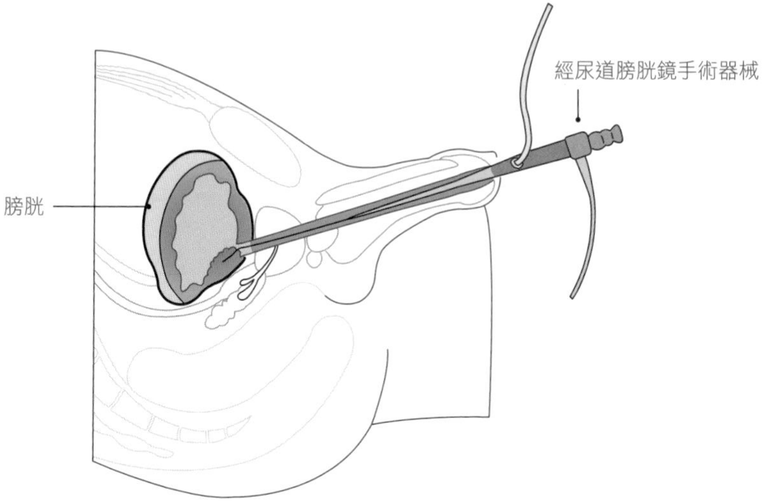

覺得不舒適，應立即告知醫護人員協助處理。

2. 如導尿管排尿量減少、膀胱脹、下腹疼痛、尿液顏色或氣味改變、尿液紅稠時，應告知醫護人員協助處理。

3. 多喝開水，可稀釋尿液中的附著物，預防導尿管阻塞。

4. 導尿管與集尿袋不可分開，集尿袋應距離地面三～五公分避免集尿袋汙損。

5. 集尿袋不可高於膀胱，以免袋中的尿液逆流至膀胱內造成感染。

6. 每隔八小時或尿液量超過二分之一袋時，應將集尿袋中的尿液倒掉。

7. 可擠壓導尿管分叉處，以保持導尿管密閉引流及通暢。

8. 尿道口每日以生理食鹽水清洗乾淨，再以優碘消毒（或以肥皂水或清水清洗乾淨）。

9. 為避免手術後因用力解便而造成傷口出血，應多攝取纖維質含量較高的蔬菜水果，以維持排便通暢。

10. 住院天數約二～三天。

出院後的注意事項

1. 按時服藥及定期回診。

2. 應多攝取蔬菜水果等高纖維之食物。保持排便通暢，以免因便祕用力解便及灌腸而導致血尿。

3. 勿憋尿，多喝水，及觀察尿液顏色及量，當尿液顏色變紅，或有解尿困難時，須立即回診處理。
4. 一般一個月後傷口就可癒合良好。
5. 若患者帶導尿管回家，應保持導尿管通暢，及做好導尿管的清潔工作。

手術的風險和併發症

一般手術都可能有的如出血、感染等風險；麻醉則可能引起藥物過敏等，請參考〈認識手術〉、〈認識安全的麻醉〉。

因「經尿道膀胱鏡腫瘤切除術」而可能引起的風險和併發症有：

1. 手術後發生嚴重血尿需輸血的機率小於一%，輕微的血尿則不可避免。
2. 手術後出血造成尿道或尿管血塊阻塞，機率小於一%。
3. 手術造成膀胱穿孔或破洞，造成血液、水分或體液流至腹腔或後腹腔，而造成下腹疼痛。手術後放置導尿管，可將血水、尿液引流出來，改善症狀。
4. 手術後尿道或膀胱頸狹窄、術後感染、留置導尿管引起尿道或膀胱之痙攣疼痛，比例小於五%。
5. 手術後腫瘤可能復發，比例因腫瘤大小、數量、深度而異。
6. 因手術中沖洗膀胱使用的蒸餾水可能發生經尿道膀胱鏡前列腺切除症候群（水中毒、電解質不平衡），比例小於一％。

7. 手術後膀胱內需灌注化學藥物，造成的副作用因各個藥物及個人體質而異。

8. 手術前腫瘤造成阻塞、感染等，可能使手術後產生尿路感染，甚至全身性敗血症。縮短手術時間、減少灌注溶液的壓力，以及保持膀胱不要有過度膨脹的現象，可降低膀胱發炎、敗血症的發生。

9. 因為多次復發、接受多次手術的患者，及手術後加上卡介苗灌注等治療，都會使膀胱易產生結疤、攣縮的情形，而造成排尿問題。

10. 年齡大的患者，因器官老化，手術中及手術後有腦血管和心臟病發作的風險，也可能會有續發性出血、尿滯留、尿道狹窄、尿失禁等併發症。

手術成功或失敗的因素

腫瘤的大小、數目、腫瘤侵犯的程度攸關手術成功或失敗。

一般患者最擔心、害怕的是什麼？

腫瘤分期的判斷、是否刮除乾淨、是否會復發等都是患者和家屬擔心的問題。

手術後定期回診追蹤，與血液腫瘤科、放射科、核醫科密切配合療程，做最大的努力清除病灶。

陳嘉鴻醫師的貼心嚀咐

1. 由於膀胱腫瘤普遍的症狀就是無痛性血尿，所以不論是血尿或尿中有潛血反應都不可掉以輕心，尤其是長期接觸化學染料的高危險群，更應該定期篩檢，一旦尿液中有潛血反應，馬上接受進一步的檢查。
2. 第〇期和第一期膀胱腫瘤的患者經施行尿道切除腫瘤手術後，約有三〇～七〇%的患者會再復發；因此定期的追蹤檢查是非常重要的。
3. 預防膀胱腫瘤的最好方式就是避免接觸危險因子，如染料、甲苯等；減少暴露在危險環境中的機會；洗淨可能附有農藥的食物；以及戒菸等。應多喝水，每天尿量維持二千毫升以上，不要憋尿，可降低致癌因子在膀胱內的濃度。

CARE系列006

你可以跟醫生喊卡：常見手術及其風險（上）

作　者—大林慈濟醫院醫療團隊
撰　稿—游麗莉
主　編—賴佩茹
執行編輯—胡　葦
插　畫—王佩娟、盧秀禎
美術設計—林敏煌
責任企劃—顏少鵬
董事長兼
發行人—孫思照
總經理—莫昭平
第二編輯
部總編輯—李采洪
出版者—時報文化出版企業股份有限公司
10803臺北市和平西路三段二四〇號四樓
發行專線：（〇二）二三〇六—六八四二
讀者服務專線：〇八〇〇—二三一—七〇五
（〇二）二三〇四—七一〇三
讀者服務傳真：（〇二）二三〇四—六八五八
郵撥：一九三四四七二四時報文化出版公司
信箱：臺北郵政七九～九九信箱
時報悅讀網—http://www.readingtimes.com.tw
電子郵件信箱—newstudy@readingtimes.com.tw
法律顧問—理律法律事務所陳長文律師、李念祖律師
印　刷—盈昌印刷有限公司
初版一刷—二〇一一年四月二十九日
定　價—新臺幣三〇〇元

國家圖書館出版品預行編目資料

你可以跟醫生喊卡：常見手術及其風險／大林慈濟醫院醫療團隊著．—初版．—臺北市：時報文化，2011.04—
冊；　公分．—（CARE系列；6—）
ISBN 978-957-13-5370-8（上冊：平裝）

1.外科 2.醫病溝通

416.1　　100006091

ISBN 978-957-13-5370-8
Printed in Taiwan